CAROLINE WELCH

Mente Exausta
um guia de mindfulness para mulheres

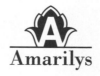
Amarilys

Copyright © Editora Manole Ltda., 2025.
Edição publicada por meio de contrato com a TarcherPerigee, uma marca da Penguin Publishing Group, uma divisão da Penguin Random House LLC, negociado com intermediação da Agência Literária Riff Ltda.
Amarilys é um selo editorial Manole.

Copyright © 2020 by Mind Your Brain, Inc (Caroline Welch)
Título original: *The Gift of Presence – A Mindfulness Guide for Women*

Editora: Lívia Oliveira
Projeto gráfico: Departamento Editorial da Editora Manole
Tradução: Departamento Editorial da Editora Manole com auxílio de ferramenta de inteligência artificial
Ilustrações de miolo: Carolyn Arcabascio
Diagramação: Amarelinha Design Gráfico
Capa: Ricardo Yoshiaki Nitta Rodrigues
Foto da capa: Freepik

CIP-BRASIL. CATALOGAÇÃO NA PUBLICAÇÃO
SINDICATO NACIONAL DOS EDITORES DE LIVROS, RJ

W471m
    Welch, Caroline
        Mente exausta: um guia de mindfulness para mulheres / Caroline Welch; ilustração Carolyn Arcabascio; [tradução Departamento Editorial da Editora Manole]. – 1. ed. – Barueri [SP]: Amarilys, 2025.
        240 p. : il.

        Tradução de: The gift of presence: a mindfulness guide for women
        Inclui bibliografia e índice
        ISBN 9788520467770

        1. Mulheres – Psicologia. 2. Atenção plena (Psicologia). 3. Meditação – Uso terapêutico. 4. Paz de espírito. 5. Técnicas de autoajuda. I. Arcabascio, Carolyn. II. Título.

25-96137
    CDD: 155.33391
    CDU: 159.952-055.2

Meri Gleice Rodrigues de Souza – Bibliotecária – CRB-7/6439
04/02/2025   10/02/2025

Todos os direitos reservados.
Nenhuma parte deste livro poderá ser reproduzida, por qualquer processo, sem a permissão expressa dos editores.
É proibida a reprodução por fotocópia.
A Editora Manole é filiada à ABDR – Associação Brasileira de Direitos Reprográficos

Edição – 2025

Editora Manole Ltda.
Alameda Rio Negro, 967 – cj 717
Alphaville – Barueri – SP
CEP 06454-000
Fone: (11) 4196-6000
www.manole.com.br | https://atendimento.manole.com.br/
Impresso no Brasil

Printed in Brazil

Para Madeleine, Elizabeth, Lisa e Sue

Durante o processo de edição desta obra, foram tomados todos os cuidados para assegurar a publicação de informações técnicas, precisas e atualizadas conforme lei, normas e regras de órgãos de classe aplicáveis à matéria, incluindo códigos de ética, bem como sobre práticas geralmente aceitas pela comunidade acadêmica e/ou técnica, segundo a experiência do autor da obra, pesquisa científica e dados existentes até a data da publicação. As linhas de pesquisa ou de argumentação do autor, assim como suas opiniões, não são necessariamente as da Editora, de modo que esta não pode ser responsabilizada por quaisquer erros ou omissões desta obra que sirvam de apoio à prática profissional do leitor.

Do mesmo modo, foram empregados todos os esforços para garantir a proteção dos direitos de autor envolvidos na obra, inclusive quanto às obras de terceiros e imagens e ilustrações aqui reproduzidas. Caso algum autor se sinta prejudicado, favor entrar em contato com a Editora.

Finalmente, cabe orientar o leitor que a citação de passagens da obra com o objetivo de debate ou exemplificação ou ainda a reprodução de pequenos trechos da obra para uso privado, sem intuito comercial e desde que não prejudique a normal exploração da obra, são, por um lado, permitidas pela Lei de Direitos Autorais, art. 46, incisos II e III. Por outro, a mesma Lei de Direitos Autorais, no art. 29, incisos I, VI e VII, proíbe a reprodução parcial ou integral desta obra, sem prévia autorização, para uso coletivo, bem como o compartilhamento indiscriminado de cópias não autorizadas, inclusive em grupos de grande audiência em redes sociais e aplicativos de mensagens instantâneas. Essa prática prejudica a normal exploração da obra pelo seu autor, ameaçando a edição técnica e universitária de livros científicos e didáticos e a produção de novas obras de qualquer autor.

Sumário

Introdução vii

Parte 1 – O poder da Presença 1

Parte 2 – Presença e Propósito 77

Parte 3 – Presença e Pivotamento 115

Parte 4 – Presença e *Pacing* (Ritmo) 147

Vinte sugestões para viver com Presença 183

Mais fontes de informação 187

Agradecimentos 189

Notas 193

Sobre a autora 225

Introdução

ENQUANTO EU CORRIA PELO AEROPORTO para pegar um voo, com o celular em uma das mãos, a bolsa no ombro, tentando ao máximo não derramar meu café ao mesmo tempo que passava pela multidão no início da manhã, a capa de uma revista que mostrava um elefante balançando em cima de uma bola de ginástica chamou minha atenção. Li apenas o comecinho da manchete: "Esqueça o equilíbrio...". Isso, no entanto, era tudo o que eu precisava ver. Parei para comprar a revista. Afinal, era a *Harvard Business Review*. O que havia naquelas palavras – *esqueça o equilíbrio* – que me fez sentir calma, tranquilidade e um alívio profundo? Depois de pensar sobre isso por alguns minutos, percebi que estava constantemente subindo a correnteza para alcançar algum equilíbrio mágico na vida, tanto pessoal quanto profissional. A perspectiva de abandonar a busca me pareceu libertadora. Afinal de contas, equilíbrio sugere proporção entre duas coisas. Mas quem tem apenas duas coisas para equilibrar na vida?

Como as mulheres de todas as idades e todos os estágios são chamadas a desempenhar cada vez mais papéis, muitas vezes nos sentimos sobrecarregadas, no limite e esgotadas. A maioria de nós atua como centro de comando de vários domínios da vida. *Temos mais tarefas do que tempo, o que significa mais malabarismo do que equilíbrio.* Demandas simultâneas e altas expectativas – impostas não apenas pelos outros, mas também por nós mesmas – nos levaram a uma capacidade multitarefa generalizada e a uma busca contínua e fútil por equilíbrio – estão nos deixando exaustas.

Existe algo que possa nos ajudar a ficar mais calmas e menos caóticas? Mais tranquilas e menos sobrecarregadas? Mais concentradas e menos distraídas? Existem coisas que já podemos fazer e modos de ser que são importantes para o nosso bem-estar? A resposta é um sonoro "Sim!". O estado mental de Presença pode proporcionar exatamente o que precisamos em nossas vidas.

A Presença é um estado mental calmo, claro, aberto e receptivo que também pode ser chamado simplesmente de *atenção plena* ou *consciência consciente*. É estar atenta, prestando atenção ao que está acontecendo, sem se deixar levar por nossos julgamentos ou opiniões. A Presença é um recurso natural gratuito que está disponível para nós em qualquer lugar e a qualquer momento. Não é necessário nenhum equipamento especial. Já foi comprovado cientificamente que estar mais atenta ou presente pode trazer muitos benefícios para nossa vida, desde melhorar a nossa saúde mental e física até melhorar significativamente os nossos relacionamentos. A Presença pode reduzir o estresse e aumentar a resiliência. Quando estamos presentes, temos plena consciência dos altos e baixos da vida, fortalecendo nossa capacidade de não apenas lidar com as dificuldades, mas também de sermos mais alegres.

A atenção plena incorpora um processo dinâmico e ativo de crescimento e mudança, uma maneira de estar presente para fazer escolhas assertivas e eficazes quando se trata de abraçar as muitas e diversas, porém interconectadas, dimensões de nosso bem-estar físico, mental e social.

> Reserve um momento para pensar em como seria para você ...
> estar no piloto automático com menos frequência;
> dizer a coisa certa na hora certa com mais frequência;
> ter a capacidade de dizer não sem culpa;
> passar menos tempo em ciclos de pensamentos intrusivos.

Acredite ou não, tudo isso está ao seu alcance. Vamos discutir como o fato de estar presente pode, com o tempo, tornar-se nossa maneira padrão de ser, cada vez com mais frequência.

Aqui está um exemplo de Presença aplicada à nossa vida cotidiana: pense em uma ocasião em que você disse a coisa errada e percebeu isso assim que proferiu as palavras. Todos nós já passamos por essa experiência. Uma vez expressas, as palavras não podem ser retiradas. Mas e se você pudesse parar uma fração de segundo antes de agir para responder, em vez de apenas reagir? Pense nisso como se estivesse colocando um pequeno, mas poderoso, amortecedor entre o gatilho do que foi dito e a sua resposta. É a diferença entre deixar escapar algo de forma reativa e responder com atenção.

Escrevi este livro com a intenção de tornar o *porquê* e *o como* da atenção plena claros, acessíveis e sustentáveis para qualquer pessoa que se pergunte: "Como isso vai se encaixar em minha vida agitada?". A resposta curta é que não vai *se encaixar* em sua vida ou ficar no final de sua lista de tarefas, mas sim que a atenção plena pode se tornar um modo de ser, um modo de vida, um estado de espírito, que infundirá mais e mais momentos de cada dia. É provável que você fique aliviada ao saber que estar atenta não significa ter mais metas a cumprir ou padrões a seguir. Não estou acrescentando mais coisas ao que se espera de você, mas sim oferecendo uma maneira diferente de abordar o que já está diante de todas nós todos os dias e que, em última análise, pode fazer a diferença, de modo que você possa se sentir mais tranquila, mais atenta com mais frequência ou, pelo menos, "ganhando tempo", como meu pai costumava dizer. Você pode começar a se sentir mais calma e com os pés no chão, em qualquer lugar e a qualquer momento – já a partir de hoje. Tudo neste livro é um convite, não uma expectativa.

Uma coisa que aprendi nos últimos doze anos de trabalho no *Mindsight Institute* e ao ministrar workshops de atenção plena para mulheres é que muitas de nós estão cientes dos benefícios da atenção plena e podem até mesmo ter praticado a atenção plena, como ioga ou meditação, por algumas semanas, meses ou até anos, mas depois de um tempo a vida as atrapalhou, o que levou o fim da prática. Se você não está familiarizada ou é nova na atenção plena, se já teve uma prática, mas não conseguiu mantê-la, se se sente culpada por não ter uma ou se deseja aprofundar sua prática, este livro a convida a fazer pequenas mudanças que podem levar a grandes impactos. Assim como quando estamos nos acomodando em uma cadeira confortável e grande demais, um pequeno ajuste pode fazer uma enorme diferença.

Minha própria jornada com a atenção plena começou há mais de quarenta anos, quando eu trabalhava como professora de inglês em Hiroshima, no Japão. Um dos meus alunos me apresentou a um pequeno templo próximo chamado Buttsu-ji, onde comecei a participar de retiros de fim de semana. Não conseguia entender muito das poucas instruções que havia em japonês, mas nos três anos seguintes passei a valorizar a paz interior e a tranquilidade que experimentava durante minhas visitas, que envolviam me sentar em silêncio em um tatame, o mais imóvel possível, na longa e fria sala de meditação por uma a duas horas de cada vez e fazer várias tarefas nos arredores do templo. Naquela época, eu não poderia imaginar que a atenção plena não só se tornaria tão popular nos Estados Unidos e em todo o mundo, mas também voltaria à minha vida e desempenharia um papel tão importante, tanto pessoal quanto profissionalmente. Enquanto trabalhava como advogada corporativa, por exemplo, minha prática de atenção plena era a única coisa em que eu podia confiar para me manter centrada e (principalmente) confiante de que poderia lidar com o que quer que o dia me trouxesse.

Fiquei curiosa sobre como cultivamos a atenção plena e a aplicamos em nossa vida cotidiana, por isso entrevistei mais de cem mulheres de diversas origens para tentar entender seu impacto ao longo de suas vidas. A partir de suas histórias poderosas, surgiu um padrão no qual notei que a Presença desempenhava um papel fundamental em seu bem-estar e era evidente em três aspectos de suas vidas: Propósito, *Pivoting* (Pivotamento) e *Pacing* (Ritmo). Passei a chamá-los de "os 3 Ps". A Presença fornece o ponto de partida essencial, a base para todos os 3 Ps.

O primeiro pilar, o 1-P, Propósito, é o objetivo de nossa vida, que nos dá direção e proporciona significado. É o que nos faz levantar da cama pela manhã. Assim como a Presença, o Propósito é gratuito, e seus benefícios para o nosso bem-estar são tão amplos que, se fosse um medicamento, nós o chamaríamos de droga milagrosa. As pesquisas mostram como é poderoso ter um Propósito em qualquer idade – ele pode acrescentar anos à nossa vida, reduzir o risco de Alzheimer em mais da metade e aumentar nossa resiliência, para mencionar apenas alguns de seus principais benefícios à saúde. São benefícios de que todos nós podemos desfrutar, portanto exploraremos como encontrar e manter um Propósito à medida que avançamos em nossas vidas.

O segundo pilar, Pivotamento, nos oferece a opção de fazer uma mudança quando necessário – ou mesmo antes de ser absolutamente necessário – e, como no basquete, manter um pé no lugar enquanto exploramos e determinamos o que é possível. A tomada de decisões pode ser assustadora e inquietante, pois geralmente tememos o fracasso e resistimos às mudanças. Entretanto, com o Pivotamento, somos lembrados de que temos o apoio de nossos relacionamentos, experiência e recursos antes, durante e depois de fazer mudanças. E o Pivotamento proativo – fazer uma mudança antes de sermos forçados a fazê-la – geralmente significa ter mais opções.

O terceiro pilar, o *Pacing* (Ritmo), refere-se não apenas à velocidade com que vivemos nossa vida, mas também à trajetória geral das muitas maratonas e *sprints* que corremos consecutivamente. Independentemente de nossa idade ou estágio, às vezes sentimos que precisamos descobrir tudo de uma vez. Por meio das lentes mais amplas e diferenciadas do Ritmo, podemos perceber que não precisamos fazer tudo de uma vez. Com uma visão mais ampla, podemos abraçar mais prontamente o capítulo da vida em que estamos, reservar um tempo para saborear o que está presente e dar as boas-vindas a novas experiências à medida que elas surgem com as mudanças nas fases da vida.

As mulheres que entrevistei para este livro compõem um grupo diversificado de todo o mundo, com idades entre 23 e 90 anos, representando diferentes dados demográficos em termos de estágio de vida, etnia, raça, nacionalidade, status de emprego, identidade de gênero e ocupação. Mulheres como Beyza, mãe solteira de um adolescente que deixou seu emprego "claustrofóbico" no setor financeiro para trabalhar em um hospital que "alimentaria sua alma"; Melissa, professora da faculdade comunitária local, que levava o que ela chamou de "uma vida menos complicada do que a maioria" até perder sua casa em um incêndio florestal devastador na Califórnia; Danielle, que abandonou uma carreira exigente em publicidade para criar seus três filhos; Zhang Wei, psicoterapeuta que perdeu não apenas seu irmão ainda jovem, mas também sua irmã gêmea quando ela tirou a própria vida, bem como a vida de seus dois filhos; e Guadalupe, mãe solteira que trabalha por longas e imprevisíveis horas no setor de vestuário.

As mulheres também representaram vários níveis de experiência com a atenção plena, desde ter uma prática formal e diária de atenção plena até se sentir culpada por não ter uma, ou não ter nenhuma prática formal, mas muitas práticas não formais de atenção plena. Guadalupe, por exemplo, não tem uma prática formal de atenção plena, mas deu exemplos de estar muito presente em sua vida. Todos os dias, ao abrir a porta de casa ao voltar do trabalho, ela respira ao menos uma vez antes de entrar. Ela descobriu que essa prática, aparentemente pequena, possibilitou que ela estivesse presente para sua filha, o que fez uma enorme diferença no relacionamento entre elas.

Em mais de uma ocasião, a entrevistada dizia algo como: "Sou a pessoa mais desatenta que você conhece". Então, pensei comigo mesmo: *"Essa é, de fato, uma coisa muito consciente de se dizer"*. Isso nos leva a uma das principais mensagens deste livro. A atenção plena pode permear nossa vida cotidiana, e é provável que você já esteja presente em alguns – se não vários – momentos do seu dia, como foi o caso de Guadalupe. Minha esperança é que, com o passar do tempo, você passe a apreciar o poder desses momentos e os desenvolva da melhor forma possível, fazendo da Presença um estilo de vida.

Saiba que sou uma "pessoa em construção", assim como todo mundo. Não posso dizer que não tenho dias agitados, porque tenho. Por exemplo, recentemente eu perdi um evento em minha agenda e até quebrei o dedo do pé enquanto corria para o aeroporto (sim, o aeroporto de novo)! No entanto, quando dedico tempo à minha prática de atenção plena, *especialmente* nos dias em que sinto que estou muito ocupada, percebo a diferença. Qual é a diferença? Eu me sinto mais calma, mais centrada. Sinto-me mais calma até mesmo quando estou cercada pelo caos. Também passo o dia com mais frequência trazendo à tona meu lado mais resiliente, o que significa mais foco e menos reatividade. Para aquelas de nós que trabalham longas horas em casa ou no local de trabalho, que recebem salários desiguais, são objetificadas, têm creches pouco confiáveis, atingem um teto de vidro ou se sentem exasperadas ao final de um longo dia em ambientes de trabalho pouco iluminados, não estou dizendo para simplesmente estarem presentes que tudo ficará bem. A Presença não é uma panaceia, não é a cura para todos os muitos desafios que enfrentamos. Gostaria de poder oferecer a você o poder de Panakeia, a deusa grega da cura universal, mas não posso. O que estou dizendo é que, embora não possamos controlar os outros ou os eventos mundiais, podemos controlar como escolhemos reagir ao que está acontecendo ao nosso redor – e até mesmo dentro de nós. E isso pode nos permitir nos sentirmos mais tranquilas e mais responsáveis por nossas vidas.

Escrevi este guia de atenção plena para mulheres, mas é claro que qualquer pessoa pode se beneficiar com sua leitura. Na verdade, embora meus workshops e palestras sejam geralmente dirigidos a mulheres, sempre há alguns homens na sala. Quando pergunto aos homens por que decidiram participar, eles respondem algo como: "Quero ser o melhor tio que posso ser, fazendo o possível para conhecer a vida de minhas duas sobrinhas que estão começando suas carreiras"; "Sou professor e quero entender melhor o que está acontecendo com meus alunos" ou "Só quero aprender mais sobre meu parceiro".

Ao longo deste livro, você perceberá (espero) a representação de uma gota de água. Na figura, a característica vertical e espelhada simboliza o passado e o futuro, e a característica horizontal representa o presente ou a amplitude. Estar em estado de Presença é frequentemente descrito como a experiência de espaço e equanimidade. Sempre que vir a gota d'água, convido-o a verificar se você está presente.

Não se assuste se notar a gota de água e perceber que está ruminando sobre o passado ou se preocupando com o futuro. Talvez você esteja preocupado com um e-mail que enviou recentemente ou com um prazo que se aproxima. Esse tipo de divagação mental é natural e, de fato, é esperado. *Na verdade, passamos cerca de metade de nossas horas de vigília consumidos por constantes ciclos de pensamento, a maioria dos quais se repete.* Quando perceber que seu foco se desviou, traga-o de volta ao livro com delicadeza e gentileza – sem se repreender, por favor! Considere a gota d'água como uma dica gentil para fazer uma pausa e se tornar presente – um exemplo rápido de uma prática informal e improvisada de atenção plena. Estar presente é uma habilidade que podemos cultivar; assim como para desenvolver qualquer outra habilidade, é preciso prática, e é por isso que cultivamos a Presença, a atenção plena ou a consciência consciente por meio de práticas formais e informais.

A ideia é notar, tomar consciência, prestar atenção, colocar sua mente e seu corpo no mesmo lugar e ao mesmo tempo. A gota d'água nos lembra de habitar o único momento que temos, este único e irrepetível momento presente. Pesquisas confirmam que estar presente, ou seja, concentrar a mente no que estamos fazendo no momento, gera mais bem-estar.

Estamos todos juntos nessa jornada para desenvolver a confiança de que podemos lidar com o que quer que surja em nosso caminho, acessando nosso lado mais resiliente e flexível. Vamos começar agora.

PARTE I

O poder da Presença

Não precisamos ser perfeitos ou estar livres de
problemas para estarmos presentes no momento.
MARY PIPHER

SE VOCÊ FOR COMO A MAIORIA DE NÓS, seus pensamentos são abundantes, ininterruptos e não necessariamente úteis. Nós nos perdemos continuamente em ciclos de pensamentos contínuos que nos tiram do momento presente. Em um dia normal, a maioria de nós fala cerca de 16 mil palavras, mas nossos pensamentos – nossas mentes internas e incansáveis – produzem dezenas de milhares de outras, 95% das quais são repetições. Não é de admirar que seja tão difícil chegar à nossa quietude básica; ela está enterrada sob dezenas de milhares de pensamentos.

Um dos momentos mais difíceis de estar presente é quando as coisas não estão indo bem, e, embora seja exatamente quando mais precisamos da Presença, é também quando ela está menos disponível para nós. Se você for como eu, talvez tenha a tendência de *catastrofizar*, ou seja, fazer tempestade em copo d'água, o que pode realmente exacerbar a situação. Durante uma visita a Mianmar, o neuropsiquiatra Dan Siegel – meu parceiro de vida há mais de trinta anos e parceiro de trabalho há doze – e eu visitamos o deslumbrante e extenso templo de 2.500 anos Pagode Shwedagon em Yangon, na Birmânia, onde dezenas de monges se reúnem diariamente ao nascer do sol para meditar. Entramos em silêncio e escolhemos nossos lugares. Eu não estava sentada por mais de cinco minutos quando um grilo entrou em meu ouvido. Eu podia senti-lo e ouvi-lo se debatendo, batendo em meu canal auditivo externo enquanto tentava escapar.

Minha mente acelerou e meus pensamentos foram mais ou menos assim: *Ah, não, é o dia da partida, precisarei atrasar meu voo, encontrar um médico, o que será um verdadeiro desafio, tenho certeza de que o médico não terá nenhuma experiência com um caso como esse, depois precisarei de um cirurgião para remover o grilo, provavelmente perderei a audição, não consigo ver como sobreviverei a isso sem pelo menos alguma perda de audição, só espero não pegar uma doença rara...* Tudo isso em menos de três segundos, embora tenha parecido quinze minutos, e, surpreendentemente, o grilo saiu do meu canal auditivo por conta própria. Eu me senti extremamente aliviada e muito tola por ter inventado uma história tão elaborada sobre o temido futuro que nunca aconteceria. Entramos facilmente na terra do pensamento catastrófico, onde *o pior caso é o único caso*, enfrentando pensamentos e sentimentos muito mais elaborados e negativos do que a experiência inicial. Tenho certeza de que você pode lembrar de seus próprios exemplos. Independentemente de nossas experiências de vida, de nossa escolha profissional ou de nossa situação familiar, tendemos a rever nossas vidas com nossos *"teria, poderia, deveria"*, em busca de um passado perfeito ou, pelo menos, melhorado. Nossa mente tem vontade própria e está ansiosa para passar para a próxima coisa, algo "melhor", ou para nos levar de volta a algo que aconteceu no passado. Antes que você perceba, já nos perdemos em histórias, pensamentos ou sentimentos sobre o futuro ou o passado. Imagino que você esteja familiarizado, assim como eu, com esses ciclos de pensamento – o que gosto de chamar de *safári de pensamento*. Com frequência, perdemos completamente o que está acontecendo no momento e, em geral, não estamos satisfeitos com o aqui e agora. Fazemos planos para futuros que raramente se concretizam, seja olhando para a frente, para o que imaginamos que finalmente nos trará a felicidade que buscamos e merecemos, ou temendo perigos e desastres que podem muito bem nunca acontecer. Como disse Mark Twain, "[eu] conheci muitos problemas, mas a maioria deles nunca aconteceu".

Todos concordamos que nossos pensamentos incessantes nos mantêm fora do momento presente, então como podemos passar mais tempo no presente? É sobre isso que falaremos na primeira parte deste livro, começando com a definição de Presença.

O que é Presença?

Nossa espécie tem uma palavra para Presença há centenas de anos. A origem de *Presença* remonta a 1300-1500, ao francês médio, ao inglês médio e ao latim. Pela definição do dicionário, Presença significa estar com outra pessoa ou "na vizinhança ou proximidade imediata". O oposto de Presença é ausência. O que causa perplexidade em relação à Presença é que posso estar sentada à sua frente em uma reunião (fisicamente parecendo presente), mas na verdade estar ausente se minha mente estiver em outro lugar. Essa não é uma característica nova de nossa condição humana, embora a prevalência de dispositivos digitais tenha aumentado a possibilidade de nossas mentes e corpos não estarem no mesmo lugar ao mesmo tempo.

Neste livro, usarei os termos *Presença*, *atenção plena* e *consciência consciente* como sinônimos e intercambiáveis, adotando a definição amplamente aceita de Jon Kabat-Zinn: "A atenção plena é a consciência cultivada ao prestar atenção de forma sustentada e particular: de propósito, no momento presente e sem julgamento". Às vezes, Kabat-Zinn acrescenta a frase "como se sua vida dependesse disso" porque, como ele explica, "isso acontece em uma extensão considerável". A professora de atenção plena Susan Bauer-Wu explica: "Quando você está atenta, tem equilíbrio emocional, com menos altos e baixos extremos, e uma sensação de amplitude e curiosidade em relação ao que quer que surja. *Você pode se perceber quando a mente estiver presa em uma espiral descendente de pensamentos negativos ou quando outros obstáculos mentais o atrapalharem*" (um lembrete para você).

A Presença é um estado de "**consciência receptiva**" que nos permite **prestar atenção** ao que está acontecendo **no momento**. É mais do que consciência: é consciência receptiva, ou seja, estar aberto ao que quer que esteja acontecendo **sem se deixar levar por nossas próprias opiniões ou julgamentos** sobre o assunto, acolhendo tanto as boas quanto as más notícias **com curiosidade e bondade para conosco e com os outros**. Observe que eu não disse *sem julgamento*, porque nossas mentes estão julgando o tempo todo; é isso que elas fazem. A questão é que não estamos tentando nos livrar dos julgamentos; estamos apenas tentando manter em mente que os julgamentos — como pensamentos, memórias e emoções — são simplesmente atividades mentais que vêm e vão. Sem atenção plena, rapidamente – muitas vezes sem nem mesmo estarmos conscientes disso – colocamos nossas opiniões ou noções preconcebidas na frente e no centro, pois passamos a vida avaliando, categorizando e julgando situações, eventos, as pessoas ao nosso redor e a nós mesmos.

Mesmo com a Presença, às vezes ainda podemos dizer a coisa errada na hora errada, ficar irritados quando o barulho do vizinho nos acorda de manhã cedo e passar por "coisas ruins" em nossa vida. Então, o que será diferente? Nossa *relação* com nossos sentimentos e experiências – sejam eles felizes, tristes ou intermediários – mudará. *Passar mais tempo presente significa que, com mais frequência, poderemos trazer à tona nosso lado mais flexível ou resiliente.* Ficaremos menos desorientados quando os eventos da vida surgirem. Minha sogra de noventa anos, Sue Siegel, descreve a diferença que a Presença fez em sua vida desta forma: "O que costumava me irritar agora me diverte".

Imagine que você acabou de visitar um amigo querido ou um membro da família que foi hospitalizado inesperadamente. Todos nós já fizemos essas visitas. Quando você finalmente sai do hospital, a Presença pode fazer a diferença ao escolher uma das duas situações: ser dominada pela tristeza ou se sentir um pouco melhor ouvindo, mesmo que por alguns segundos, o piar dos pássaros ou observando as primeiras cores da primavera.

Uma mente errante é uma mente infeliz

Ao ler estas palavras, você está absorvendo o que está lendo ou sua mente se distraiu? Se sua mente se distraiu, você não está sozinho. Os psicólogos Matthew Killingsworth e Daniel Gilbert estudaram 5 mil pessoas e mostraram que *cerca de 50% do nosso tempo é gasto pensando em algo diferente do que estamos fazendo*. Isso significa que passamos apenas cerca de metade do nosso tempo no presente. Além disso, *80% do tempo estamos pensando em algo que, na verdade, é mais estressante do que o que estamos fazendo atualmente, o que significa que somos os autores do estresse que estamos tentando evitar.* Os pesquisadores também coletaram dados sobre felicidade usando um aplicativo "track your happiness" (acompanhe sua felicidade) para solicitar que milhares de pessoas respondessem a perguntas sobre a atividade em que estavam envolvidas, sobre o que estavam pensando e o quanto estavam felizes. Eles descobriram uma taxa de 47% de divagação da mente, mesmo quando os entrevistados estavam fazendo sexo, conversando ou se exercitando.

Os pesquisadores também descobriram que, quando estamos conscientes do que estamos fazendo, ficamos mais felizes, independentemente do que estamos realmente fazendo. Em outras palavras, mesmo quando estamos fazendo algo que achamos desagradável ou entediante, como pagar as contas, nos sentimos mais calmos quando estamos presentes na atividade em vez de pensar em outra coisa. Nosso bem-estar mental e físico é aprimorado quando estamos presentes no que está acontecendo, seja ele entediante ou emocionante, agradável ou desagradável.

Por que ficamos infelizes quando vagamos involuntariamente pela mente? Porque, quando não estamos presentes, podemos facilmente ficar presos em ruminar, reviver e lamentar o passado, ou em avançar rapidamente, catastroficamente e se preocupar com o futuro. Essa perambulação mental negativa e não intencional faz com que nos sintamos distraídos e infelizes. Parece familiar? Além disso, em situações de alto estresse, somos mais propensos a divagações mentais não intencionais.

Você pode estar pensando: "Na verdade, eu gosto de sonhar acordado, relembrar e deixar minha mente vagar. Isso é relaxante para mim". Não estou sugerindo que você desista de vaguear intencionalmente pela mente ou de sonhar acordado, porque quando isso é *intencional*, na verdade, apoia a criatividade, as emoções positivas, a percepção e o relaxamento, além de nos ajudar a planejar melhor o futuro. Digamos que você seja um compositor trabalhando em uma nova música e saia para dar uma volta no quarteirão e intencionalmente deixe sua mente vagar para aumentar a criatividade. Ou talvez você tenha acabado de ter uma conversa desafiadora com um membro da família ou colega de trabalho e saia para correr, estabelecendo a intenção de deixar sua mente vagar e estar aberto a quaisquer sentimentos ou pensamentos que possam surgir. Permitir-se esse espaço pode trazer *insights*. Como você pode ver, a divagação intencional da mente é benéfica de várias maneiras. O segredo é estar ciente de qual é a nossa atenção.

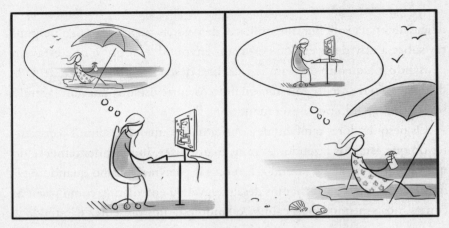

Figura 1   O corpo está presente 100% do tempo, mas onde está sua mente?

Os sete principais recursos da Presença

Agora que você tem uma noção geral do que é a Presença, é hora de examinar mais de perto suas características e como elas se desenvolvem em nossa vida cotidiana. Essas características são inspiradas no trabalho dos pioneiros da terapia cognitiva baseada na atenção plena (MBCT), John Teasdale, Mark Williams e Zindel Segal. No final de cada um dos sete recursos, você encontrará uma prática rápida chamada "**Agora é um bom momento para...**" na qual eu a encorajo a experimentar para que possa vivenciar por si mesma o que estou descrevendo.

Mais Presença significa menos piloto automático

Passamos a maior parte do nosso tempo no piloto automático; andamos, comemos, nos deslocamos e até conversamos sem uma consciência clara do que estamos fazendo. Estamos apenas seguindo os movimentos, guiadas por nossas rotinas e hábitos. Você já teve a experiência de seguir uma rota familiar para um dos seus destinos habituais e passar direto pela sua parada habitual? Ou ligar para uma pessoa quando pretendia ligar para outra? Ou, talvez ainda mais preocupante, dirigir em uma rua da cidade e, de repente, descobrir luzes vermelhas brilhantes e piscantes no retrovisor e não ter ideia de há quanto tempo não as percebe?

Essas experiências cotidianas podem nos lembrar de como a correria da vida nos impede de estar presentes. Embora possamos descartar essas ocorrências como efeitos colaterais desagradáveis e inconsequentes de nossa vida agitada, elas são ilustrações úteis do descompasso frequente entre onde estamos fisicamente em determinado momento e onde nossas mentes estão.

Não é fácil fazer uma pausa e estar presente em um número cada vez maior de momentos. Viver intencionalmente, em vez de automaticamente, significa que podemos escolher o que virá a seguir, em vez de permanecermos enraizados em nossos hábitos. Não fazer isso significa perder grande parte de nossas vidas enquanto nos apressamos no piloto automático. A Presença traz uma nova lente para a nossa vida, permitindo que vejamos as coisas como se fosse a primeira vez e que voltemos a habitar o agora.

> **Agora é um bom momento para...** escolher uma atividade que você faz todos os dias no piloto automático e transformá-la em um momento em que possa estar totalmente consciente, como tomar um banho e sentir a água na pele, ou dirigir e sentir as mãos no volante, ou... Observe a diferença por si mesma. Seja paciente, persista e tente fazer isso em outras atividades também.

Mais sensorialidade significa menos preocupação com o pensamento

Temos a tendência de passar muito tempo em nossas cabeças, perdidos em nossos pensamentos, pensando e remoendo as coisas em vez de vivenciá-las diretamente. Isso se traduz, para todos nós, em menos tempo gasto no presente. *Não pensamos apenas em nossos sentimentos e sensações – pensamos até mesmo em nossos pensamentos.* O pensamento pode sobrepujar nossa capacidade de experimentar e sentir diretamente, o que muitas vezes nos leva a criar nossas próprias interpretações estressantes dos eventos. Por exemplo, minha vizinha passou por mim hoje de manhã enquanto passeava com Hamlet, seu porco de estimação, sem sequer me cumprimentar. (Sim, há um porco de estimação em nosso bairro... é bom saber que você *está* presente na página!) Se você e eu estivéssemos sentados em uma mesa com outras pessoas, não seria surpreendente que cada um de nós tivesse uma interpretação diferente do que aconteceu com minha vizinha. Você se perguntaria: *Eu me sinto preocupado por ter feito alguma coisa errada? Eu me sinto triste pelo fato de ela não gostar de mim? Sinto-me irritado por ela ter me ignorado? Fico preocupada com a possibilidade de ela estar preocupada com outra coisa?*

Uma única situação pode nos levar a uma ampla gama de pensamentos e interpretações, e esses pensamentos e interpretações – e não a situação em si – moldam como nos sentimos. Teasdale, Williams e Segal explicam isso da seguinte forma: *"Nossas interpretações dos eventos refletem o que trazemos para eles, tanto quanto a própria realidade dos eventos"* (um lembrete para você).

Para piorar ainda mais a situação, muitas vezes *não temos consciência de nossas interpretações* das situações, e é aí que a Presença pode ser especialmente útil. Quando nos vemos perdidos em pensamentos, podemos aprender a mudar nossa atenção para o que sentimos a fim de tentar nos relacionar diretamente com a experiência. Infelizmente, a capacidade de redirecionar nossa atenção dessa forma não é um interruptor que podemos ligar e desligar. Gerenciar nossa atenção para que possamos sentir diretamente nossas experiências, em vez de apenas nos relacionarmos com elas por meio de nossos pensamentos e julgamentos, é um conjunto de habilidades que leva tempo e prática para ser desenvolvido.

Agora é um bom momento para... trazer à mente um dano, insulto ou tristeza que você tenha sentido recentemente e dar uma olhada no que passou pela sua cabeça. Você ficou com raiva, triste, assustado ou...? Cada um de nós tem sua própria emoção "preferida". O simples fato de estarmos cientes da emoção que estamos experimentando é um ponto de partida sólido para viver com mais Presença.

Viver mais no presente significa viver menos no passado ou no futuro

Estar no presente significa *estar aqui*, não *chegar lá*. Estou me perguntando se você está presente comigo nesta página neste momento ou se seus pensamentos o levaram para seus planos de jantar ou para o filme que você viu na noite passada. Endel Tulving, pioneiro na pesquisa moderna da memória, chama esse processo pelo qual olhamos para o nosso passado, presente e futuro prospectivo de *viagem mental no tempo*. Essa é uma das características exclusivas de nosso cérebro e acredita-se que seja uma das características que nos distingue de outros mamíferos. É incrível que possamos viajar para diferentes épocas e lugares em nossas mentes, sentindo de fato que estamos no passado ou no presente. *A viagem mental no tempo só é* útil *quando usada para planejar o futuro e aprender com o passado; é benéfico ter pensamentos sobre o passado e o futuro como parte de nossa experiência presente.* Com a Presença, podemos ter pensamentos sobre o passado ou o presente, mas os vivenciamos com intenção, como parte de nossa experiência atual. Quando úteis, essas reflexões podem melhorar nossa vida, em vez de prejudicá-la. No entanto, ruminar sobre o passado pode significar reviver a dor de perdas passadas, enquanto se preocupar com o futuro pode significar temer coisas que podem muito bem nunca acontecer. Os exemplos incluem repetir em nossa mente a entrevista de emprego em que temos certeza de ter errado ou se preocupar com a possibilidade de nosso filho adolescente entrar na faculdade.

Outra desvantagem de não estar presente é perder o que está acontecendo ao nosso redor. Vamos usar o FOMO (medo de ficar de fora) a nosso favor aqui e reformulá-lo para nos motivar a evitar o MOON (ficar de fora agora). Além disso, quando não estamos presentes, é muito provável que estejamos entrando em uma espiral descendente cheia de negatividade. Como o psicólogo Rick Hanson aponta no livro *Buddha's Brain (O cérebro de Buda)*, todos nós temos um viés de negatividade, ou seja, mesmo quando de igual intensidade, pensamentos ou emoções de natureza mais negativa têm um efeito maior em nosso estado e processos psicológicos do que coisas neutras ou positivas. *Em termos simples: As coisas positivas têm menos impacto em nosso comportamento do que as coisas igualmente emocionais, porém negativas.*

A razão para esse viés de negatividade é que nos ajuda a sobreviver se errarmos ao superestimar o negativo para não perdermos um aspecto potencialmente fatal do que está acontecendo. Reexperimentar incessantemente a dor de nossos fracassos passados e preocupações futuras é exaustivo e estressante, embora esteja enraizado em nossa história de sobrevivência como espécie. Infelizmente, quanto mais insistimos no negativo, mais nosso cérebro se acostuma a insistir no negativo e continua a fazê-lo.

Você já notou que o passado e o futuro mudam toda vez que você pensa neles? Cada vez que nos lembramos de um evento passado, nossa mente traz à tona uma memória recém-recuperada, porém antiga, agora moldada por nossas experiências durante o tempo que se passou desde que o evento ocorreu e que estávamos cientes dele pela última vez. Da mesma forma, nosso futuro imaginado também está sempre mudando, dependendo de nossas experiências. Como Yogi Berra observou certa vez, "O futuro não é o que costumava ser".

Agora é um bom momento para... experimentar por si mesma. Da próxima vez que perceber que seus pensamentos estão concentrados no passado ou no presente, pare um momento para analisá-los – são negativos, repetitivos e relacionados a você? Cada um de nós tem um ou dois ciclos de pensamentos habituais aos quais retornamos quando não estamos presentes. O primeiro passo é tomar consciência, fazendo uma pausa no momento presente, que chamamos de agora. Acrescentar apenas alguns momentos a mais de Presença hoje pode fazer a diferença para que você consiga se mostrar mais resiliente com mais frequência.

Mais aceitação e receptividade significam menos aversão e reatividade

Todos nós compartilhamos um hábito profundamente arraigado de aversão – evitar, limitar e tentar se livrar de coisas que consideramos desagradáveis ou desconfortáveis – que não apenas nos mantém fora do momento presente, mas também não nos ajuda a lidar com o que estamos tentando evitar.

A aversão é algo que está em nossa mente, remontando a milhões de anos atrás, a uma época em que tínhamos de evitar coisas no mundo exterior, como animais ferozes e incêndios florestais.

Quando nossas redes cerebrais mais profundas, às vezes chamadas de "cérebro reptiliano", percebem o perigo e ativam uma resposta neural para nos ajudar a nos prepararmos para lutar, fugir, congelar ou desmaiar, nosso córtex pré-frontal – a área superior do cérebro associada ao funcionamento executivo e à tomada de decisões racionais de cima para baixo – pode ficar off-line. Às vezes isso é chamado de "fugir do controle", "virar a tampa" ou "tomar o caminho mais baixo", pois nossas redes cerebrais mais profundas assumem o controle do nosso comportamento enquanto tentam nos ajudar a sobreviver. A capacidade do nosso cérebro de tomar decisões rápidas tem sido historicamente necessária para nos manter seguros. A professora e pesquisadora Brené Brown usa a história de um urso atacando e pergunta: "Devo parar, ficar curioso e me perguntar se é um urso vegano?". Como ela explica, em uma situação de vida ou morte, não há tempo para perguntas, e é por isso que explorar nossas próprias emoções e ser aberto e curioso às vezes pode ser enganosamente difícil.

Então, qual é a resposta adequada para a aversão nos dias de hoje? A resposta é "nomeá-la para domá-la": reconhecê-la como ela é, nomeá-la, permitir que ela esteja presente, não se envolver, não resistir e, então, prestar atenção em como ela afeta nossa mente e nosso corpo. Não precisamos consertá-la ou nos livrar dela, mas apenas vê-la como ela é. O cerne de nosso desafio contínuo é não permitir que nossas tendências arraigadas nos dominem, mas sim regular nosso comportamento a partir de um lugar de Presença. É a diferença entre reagir e responder.

Você pode estar pensando: "Por que eu deveria receber más notícias, dor e decepção?". Afinal de contas, não preferimos receber boas notícias? Por que não se concentrar no que há de positivo na vida e simplesmente ignorar o que há de negativo? Não faz sentido evitar experiências desagradáveis? Não, porque isso não funciona bem a longo prazo, pois nossas emoções vivem dentro de nós. Não podemos evitá-las. De fato, a aversão as torna pior; quanto mais nos envolvemos com elas e tentamos afastá-las, mais ficamos exaustas e geramos sentimentos ainda mais desagradáveis.

Na próxima vez que estiver sentindo uma emoção desagradável, comece observando e tendo curiosidade sobre o sentimento, sem deixar que ele a domine e sem tentar impedi-lo. Observar uma emoção que está surgindo e não se identificar com ela como a totalidade de quem você é pode capacitá-la a rotulá-la conforme você a deixa ser, sem tentar se livrar dela ou se apegar a ela. A amplitude de sua consciência ao focar a atenção na emoção naquele momento pode permitir que ela surja e depois se mova à medida que você permanece plenamente no presente. O simples fato de convidar o sentimento, nomeá-lo e observá-lo se desenvolver pode ser muito útil para mudar seu relacionamento com a própria emoção. Explorar nossos desafios com gentileza e curiosidade, em vez de afastá-los, oferece uma oportunidade perfeita para a autocompaixão, pois pode aumentar nossa capacidade de respirar intencionalmente para que possamos responder em vez de reagir com aversão.

E se você fizer o possível para aceitar e permitir um sentimento desagradável e ele simplesmente não for embora? Ele persiste, continua a atormentá-la e você começa a se preocupar com o fato de que ele nunca a deixará em paz. Cada um de nós experimenta a aversão com sensações físicas variadas: aperto; tensão; tensão no rosto, nos ombros ou em outras partes do corpo. E todas essas sensações são desagradáveis. Aqui estão alguns fatos que podem ajudá-la quando você estiver passando por um safári de pensamentos negativos. Primeiro, qual você acha que é o tempo de vida de uma emoção? Talvez você se surpreenda ao saber que mesmo uma emoção muito desagradável normalmente *não dura mais do que noventa segundos* – a menos que tentemos afastá-la ou nos envolver com ela, caso em que ela persiste.

Em segundo lugar, *não estamos realmente tentando mudar nossos sentimentos; estamos tentando mudar nosso relacionamento com eles* – ou seja, a maneira como os mantemos em nossa consciência – para deixar de lado a aversão de modo que possamos ser mais propensos a responder em vez de reagir. Esse conceito está no centro da Presença. Embora não tenhamos controle sobre os desafios que acompanham nosso ser humano e que inevitavelmente nos visitarão durante nossas vidas, temos controle sobre como reagimos aos desafios da vida. A psicóloga Shauna Shapiro explica: "Não é que possamos ser felizes ou nos sentirmos amorosos o tempo todo; trata-se de prestar atenção com gentileza e controlar a raiva com gentileza, por exemplo." A Presença nos ajuda a construir uma nova relação com os desafios, a substituir a aversão e a reatividade pela receptividade e a responder com interesse natural, abertura e curiosidade a todas as experiências – sejam elas agradáveis, desagradáveis ou nenhuma delas. Dessa forma, não ficaremos presos aos mesmos velhos hábitos e poderemos assumir o controle de nossa própria felicidade ao assumir o controle de como escolhemos responder aos desafios da vida.

> **Agora é um bom momento para...** escolher um sentimento desagradável que sempre aparece para você. Lembre-se de que começar devagar funciona bem com as práticas de atenção plena. Portanto, selecione algo que você provavelmente consiga controlar – digamos que, em uma escala de um a dez, seja um três ou quatro. Em vez de afastá-la, apenas a observe, dê um nome a ela, fique curiosa sobre ela. Observe se ela começa a durar menos tempo e se você sente que ela tem menos controle sobre você quando não se envolve com ela nem a afasta. Repita conforme necessário.

Mais aceitação e tolerância significam menos julgamento

Muitos professores de *mindfulness* usam a frase "Aceite as coisas como elas são", mas gosto do fato de Teasdale, Williams e Segal acrescentarem uma palavra importante a essa frase conhecida. Eles dizem: "Aceite as coisas como elas *já* são". O acréscimo de "já" soa definitivo para mim, como em "nada pode ser feito", e isso, por si só, de alguma forma me ajuda a aceitar melhor o que quer que eu esteja enfrentando e a ter menor probabilidade de me deter no que acho que deveria ser. É importante acrescentar aqui que ser mais receptivo não inclui suportar relações ou situações abusivas. Aceitar significa permitir que enxerguemos com mais clareza à medida que deixamos de lado os filtros de julgamento que podem distorcer nossa capacidade de ver a verdade do que realmente é.

Presença é *aceitar o que é*, não *se esforçar para tornar as coisas diferentes*. Quando aceitamos e acessamos nossa própria natureza essencial, a mudança vem em seguida. Não o contrário. Em outras palavras, você não é inadequada. Você tem tudo de que precisa para estar presente neste momento. É questão de aceitar o convite para estar presente e não de colocar outra expectativa em você para ser melhor ou diferente. Até mesmo alguns segundos de Presença podem fazer com que nos sintamos mais responsáveis por nossas vidas, mais calmos e mais capazes de responder, em vez de reagir, à vida que chega até nós com sua velocidade estonteante. Mais Presença significa estar aberto a uma gama maior de experiências.

Agora é um bom momento para... trazer à mente alguma situação que você gostaria de poder mudar, mas não pode. Toda vez que pensar nisso, diga a si mesma: "Deixe estar". Aceite-a. Repita conforme necessário e veja o que acontece. A paciência e a persistência são especialmente importantes aqui, pois muitos de nós têm uma forte tendência a tentar consertar e mudar as coisas.

A casa de hóspedes

Esse ser humano é uma casa de hóspedes.
Toda manhã, uma nova chegada.

Surge uma alegria, uma depressão, uma maldade,
uma consciência momentânea
como um visitante inesperado.
Dê as boas-vindas e entretenha todos eles!
Mesmo que sejam uma multidão de tristezas,
que violentamente varrem sua casa,
esvaziando-a de seus móveis,

ainda assim, trate cada hóspede de forma honrosa.
Ele pode estar liberando você
para um novo prazer.

*O pensamento sombrio, a vergonha, a malícia
os encontram na porta rindo,
e convida-os a entrar.*

*Seja grato por quem vier,
porque cada um foi enviado
como um guia do além.*

—JALAL AL-DIN RUMI

A Presença nos permite vivenciar os pensamentos como mais fugazes e menos fixos

Nossos pensamentos podem parecer muito reais. Quando não estamos em estado de Presença, tendemos a nos identificar demais com eles, muitas vezes considerando-os sinônimos da *realidade* ou de *mim*, para nosso perigo. Perdemos a perspectiva de que eles são simplesmente produtos de nossa mente e tratamos nossos pensamentos e ideias sobre as coisas como verdades absolutas. Não são. Eles podem ser verdadeiros, mas não necessariamente.

A autora Byron Katie incentiva seus alunos a examinarem seus pensamentos com quatro perguntas básicas:

1. Isso é verdade?
2. Você pode ter certeza absoluta de que isso é verdade?
3. Como você reage quando acredita nesse pensamento?
4. Quem você seria sem esse pensamento?

Katie coloca isso da seguinte forma: "Descobri que quando acreditava em meus pensamentos eu sofria, mas que quando não acreditava neles eu não sofria, e que isso é verdade para todo ser humano. Descobri que o sofrimento é opcional".

A pesquisadora da Universidade da Califórnia em Los Angeles Susan Smalley e a professora de atenção plena Diana Winston, em seu livro *Fully Present* (*Totalmente presente*), oferecem esta analogia útil quando se trata da Presença como uma forma de nos separarmos ou desvincularmos de nossos pensamentos: "Você pode criá-los, mas não precisa se tornar eles. Pense na maneira como uma câmera funciona. Ela 'vê' tudo o que acontece dentro do quadro da imagem, mas não é afetada por nada que focaliza. A câmera pode pegar qualquer imagem e simplesmente enquadrá-la – assim como você pode aprender a fazer com seus pensamentos."

Com o tempo, podemos aprender a nos relacionarmos com nossos pensamentos pelo que eles são: eventos mentais fugazes que são construções da mente. Considerando o tempo que passamos pensando e pensando demais, é fácil sentir que *somos nossos pensamentos*. Como seria a relação com nossos pensamentos como eventos mentais que simplesmente vêm e vão em nossas vidas? Imagine ter a habilidade de simplesmente observar seus pensamentos e perceber que eles não são você. Sim, eles são produtos de sua mente, e sua mente é apenas uma parte de você, não tudo de você.

A professora de meditação Sharon Salzberg descreve nossa tendência de nos identificarmos mais com nossa vida mental – nossos pensamentos e emoções – do que com os nossos corpos. Por exemplo, podemos dizer: "Estou triste" ou "Sou uma pessoa triste", e não "Estou me sentindo triste". Não nos identificamos demais com nosso corpo dizendo: ""Sou um cotovelo dolorido", mas sim: "Estou com o cotovelo dolorido" ou "Meu cotovelo está dolorido". Quando nos identificamos demais com uma emoção, como em "a emoção sou eu", ela pode nos dominar e nos manter presos em nossas ruminações e preocupações familiares. Assim como nossos pensamentos são eventos mentais efêmeros, nossas emoções também o são.

Os sentimentos são influências poderosas que moldam nosso estado de espírito, que, por sua vez, molda nossos padrões de pensamento. Os padrões de pensamento geralmente refletem temas emocionais semelhantes aos sentimentos que os originaram. Em outras palavras, sentimentos tristes levam a pensamentos tristes, e sentimentos felizes levam a pensamentos felizes. Cada vez que somos capazes de reconhecer um pensamento como um pensamento quando ele surge, registrar seu conteúdo, avaliar sua precisão e sua fixação em nós, deixá-lo ir e voltar à nossa consciência (que é diferente do pensamento em si), podemos fortalecer nossa Presença ou consciência consciente.

> **Agora é um bom momento para...** fazer uma anotação mental para a próxima vez que estiver sentindo uma emoção como a tristeza, para tentar se livrar da identificação excessiva com a emoção dizendo a si mesma: "Eu me sinto triste", em vez de "Eu estou triste". Veja se consegue notar ou sentir a diferença ao ver suas emoções, pensamentos e lembranças como fugazes, não fixos.

Mais consciência das necessidades mais amplas significa menos visão de túnel

Podemos nos tornar hiperfocados na busca de metas ou planos altamente ambiciosos, com uma espécie de visão de túnel, a um alto custo para nós mesmos e para as pessoas ao nosso redor. Muitas vezes nos exaurimos e ficamos esgotados, ignorando certas partes de nossa vida e até mesmo desistindo de atividades que nos nutririam para perseguir uma meta que parece mais importante. Sei que essa é uma questão complicada, porque a maioria de nós realiza grandes projetos ou estabelece metas exigentes nas várias facetas de nossa vida. Não estou dizendo que não seja saudável ter metas; de que outra forma poderíamos fazer alguma coisa? Entretanto, a questão é estar ciente de que a busca por metas ambiciosas pode tender a nos consumir e, inevitavelmente, às vezes parecer que elas tomaram conta de toda a nossa vida – porque tomaram.

Priorizar a realização de metas em vez de ser sensível às nossas necessidades mais amplas geralmente significa que estamos comprometendo nossa saúde e bem-estar. Então, enquanto buscamos uma meta que seja significativa para nós, como podemos conciliar suas demandas e, ao mesmo tempo, prestar atenção a outros aspectos de nossa vida? Não é fácil. Na verdade, é disso que trata este livro: como incluir em nossa vida as pessoas e as coisas que são importantes para nós sem ficarmos sobrecarregados e esgotados. Às vezes as demandas da família ou do trabalho nos colocam em situações difíceis que exigem toda a nossa atenção por dias ou semanas. Nessas situações, pode ser útil olhar para o quadro geral, como faremos na Parte 4, sobre Ritmo. A questão básica do Ritmo, no que se refere à busca de uma meta exigente, é se este é o momento de fazê-lo – na medida em que temos controle sobre isso. Com nossas vidas ocupadas, é inevitável que projetos e metas às vezes nos consumam, mas ter em mente nossa visão mais ampla pode nos ajudar a superar esses momentos intensos. Por enquanto, a conclusão importante é que a Presença fornece o primeiro passo, pequeno, mas necessário, para nos conscientizarmos de quando nos tornamos consumidos por uma meta específica, excluindo nossa própria saúde e bem-estar.

> **Agora é um bom momento para...** trazer à mente algo que parece ter tomado conta de sua vida, provavelmente porque isso aconteceu. Há algo que você possa fazer para reduzir o papel dessa coisa em sua vida agora ou no futuro próximo? Mesmo pequenos ajustes podem aliviar parte da pressão que você sente. Considerar também como atingir essa meta se encaixa na visão mais ampla de sua vida pode ser útil ao passar por esse período particularmente exigente.

A ciência que sustenta os benefícios da Presença

A base científica relacionada aos benefícios da atenção plena está crescendo exponencialmente. Na década de 1970, havia apenas um punhado de artigos científicos sobre meditação; hoje, há aproximadamente 7 mil, com mais de mil publicados anualmente. A chegada da pesquisa coincide com as descobertas neurocientíficas que mostram que a atenção plena tem um impacto sobre a estrutura e a função do nosso cérebro por meio de um processo chamado *neuroplasticidade*. *Neuro* refere-se aos nossos neurônios, e a *plasticidade* descreve a maleabilidade do nosso cérebro em resposta à experiência. Ou seja, nosso cérebro adulto pode ser transformado pela experiência. Há apenas 25 anos, acreditávamos que, após a puberdade, nosso cérebro não mudava.

Os neurônios são as células cerebrais básicas que se conectam umas às outras em ligações chamadas sinapses, que ajudam a formar a estrutura do cérebro. Onde concentramos nossa atenção, os neurônios disparam e, onde esse disparo neural acontece, aumentamos as conexões; em áreas sem neurônios disparados, podemos reduzir o número de conexões, em um processo que os cientistas chamam de "poda sináptica".

Graças à neuroplasticidade, a estrutura de nosso cérebro pode mudar com a experiência, aumentando nossas conexões neurais da mesma forma que esculpimos nossos músculos. O que isso significa para a atenção plena? Isso significa que, quanto mais pudermos habitar um estado mental de Presença, maior será a probabilidade de o estado de disparo cerebral associado à Presença se tornar uma característica da atividade cerebral de base que será ativada com o tempo. Sob pressão, por exemplo, há mais chances de conseguirmos habitar um estado de Presença, pois treinamos esse estado para ser nossa característica de linha de base.

Portanto, quer estejamos totalmente presentes em uma conversa ou praticando ioga, podemos criar *estados que realmente se tornam características duradouras*. Em outras palavras, podemos mudar nosso estado de base ou padrão habitual – o que tendemos a fazer quando estamos no piloto automático – de uma tendência a reagir com menos atenção para uma probabilidade maior de conseguirmos responder com atenção. Dessa forma, podemos vir a responder com frequência de forma mais consistente com o que realmente queremos dizer ou fazer, em vez do que podemos deixar escapar sem o benefício de escolher conscientemente nossas palavras. Mais boas notícias: a capacidade do nosso cérebro de formar novas conexões e, portanto, novos hábitos é possível em qualquer idade – com um crescimento exponencial na pesquisa científica especificamente em torno das maneiras como o cérebro cresce com as práticas de atenção plena e suas implicações para o nosso bem-estar.

Qual é o processo no cérebro pelo qual o estado de Presença pode se tornar uma característica? A ideia é que, ao praticar a meditação da atenção plena – como fortalecer nosso foco de atenção e abrir nossa consciência, por exemplo –, os neurônios disparam e criam um estado mental claro e receptivo que, quando repetido ao longo do tempo, pode se tornar uma característica. As características ocorrem com o crescimento das conexões neurais. As três maneiras pelas quais podemos fortalecer as conexões neurais são o crescimento de novos neurônios (pelo menos no hipocampo, mas outras áreas ainda estão sendo exploradas), a modificação das conexões sinápticas e a colocação de mielina (uma bainha que torna a comunicação entre os neurônios interconectados 3 mil vezes mais rápida e mais coordenada). A neurocientista Carla Shatz parafraseou o que disse o pesquisador Donald Hebb sobre a neuroplasticidade da seguinte forma: *Os neurônios que disparam juntos se conectam*. Aqui está o processo relacionado à atenção, extraído do livro *Mente Saudável: Conexão e equilíbrio do corpo e da mente*, de Dan Siegel:

> Para onde a atenção vai
> O disparo neural flui e
> a conexão neural aumenta.

Apenas alguns minutos de meditação diária trazem benefícios, e estudos recentes confirmam que, quanto mais horas você pratica, maiores são os benefícios. Como Goleman e Davidson apontam, "Nos níveis mais altos de prática, encontramos verdadeiros traços alterados – mudanças no cérebro que a ciência nunca observou antes, mas que propusemos décadas atrás".

Há uma parte do cérebro que eu gostaria de apresentar agora, porque ela fez uma grande diferença na forma como eu abordo minha própria prática de atenção plena. Como já discutimos, a mente vagueia naturalmente e, de fato, ela faz isso por padrão. Estudos demonstraram que, quando as pessoas são solicitadas a não fazer nada em um scanner de ressonância magnética enquanto sua atividade cerebral está sendo medida, elas passam a vagar pela mente, o que em geral assume a forma de uma narrativa contínua sobre si mesmas. Os exames cerebrais dos participantes revelam que uma grande rede de linha média no córtex se ilumina, indicando um grande aumento na atividade neural, embora os voluntários tenham sido solicitados a não fazer nada dentro do scanner. Esse foi o resultado da atividade excessiva dos circuitos, em sua maioria de linha média, de uma parte do cérebro que os cientistas chamaram apropriadamente de *rede de modo padrão* (DMN). O neurocientista Judson Brewer ressalta que, embora as funções exatas da DMN ainda sejam debatidas, devido à sua proeminência no processamento autorreferencial, podemos pensar nela como a rede do "eu" que nos liga aos nossos mundos interno e externo. Quando hiperativos, os circuitos da DMN não só tendem a nos deixar preocupados conosco mas, como parte do nosso cérebro social, fazem com que nos comparemos com os outros e até mesmo nos preocupemos com o que os outros pensam de nós. Imagine por um momento como nossos circuitos-padrão da linha média devem estar ativados quando acessamos as plataformas das redes sociais!

A ciência sugere que uma maneira de fazer com que nossa mente tagarela se acalme é ativar as regiões sensoriais laterais. Por exemplo, quando sentimos nossa respiração, ativamos nossos circuitos laterais, e o DMN da linha média, onde se originam nossos safáris de pensamentos, se acalma. Em resumo, a ativação dos circuitos sensoriais laterais inibe o disparo dos circuitos da linha média da DMN. Conforme discutido anteriormente, com o passar do tempo, esse estado de Presença criado intencionalmente pode se tornar uma característica básica, um modo de ser sem falhas. A neuroplasticidade permite que as conexões no cérebro cresçam, apoiando um papel mais equilibrado ou integrado da DMN com o restante do cérebro. A DMN, por exemplo, é necessária para a empatia e o *insight*. Ter uma DMN mais integrada significa ser capaz de escolher ativamente quando estar no momento presente ou concentrar a atenção no passado ou no futuro. Ter Presença significa ser capaz de escolher como e onde concentrar intencionalmente nossa atenção – neste momento de sensações presentes, em memórias do passado ou em imagens sobre o futuro.

Por que estou tão entusiasmada com a DMN? Porque quando estamos presentes com nossas sensações atuais é menos provável que nossas histórias protagonizadas por cada um de nós nos dominem. *As duas não podem existir simultaneamente.* É claro que ainda podem surgir distrações, mas, com o tempo, com a Presença, quando elas surgirem, poderemos mais facilmente trazer nossa atenção de volta ao presente. Lembre-se de que a atenção plena não se refere a uma mente vazia, mas a uma mente clara. Às vezes uma DMN excessivamente ativa e não integrada pode nos deixar ansiosos, deprimidos e até mesmo nos fazer perder o contato com quem realmente somos. Mais momentos vivenciados na Presença significam mais tempo com nosso eu mais resiliente. Derek Walcott articula esse conceito de forma maravilhosa em seu poema abaixo.

Amor após amor

Chegará o momento em que,
com euforia,
você se cumprimentará ao chegar
a sua própria porta, a seu próprio espelho,
e cada um sorrirá ao receber o outro,

e dizer: sente-se aqui. Coma.
Você voltará a amar o estranho que era você mesmo.
Ofereça vinho. Dê pão. Devolva seu coração
a si mesmo, ao estranho que o amou

durante toda a sua vida, que você ignorou
por outro, que o conhece de cor.
Tire as cartas de amor da estante,

as fotografias, as anotações desesperadas,
retire sua própria imagem do espelho.
Sente-se. Delicie-se com sua vida.

-DEREK WALCOTT

Autocompaixão em relação ao nosso crítico interior

Não há nada inerentemente preocupante em nossa voz interior ou narrativa; no entanto, quando ela é inflexível ou negativa, como quando pensamos no passado ou nos preocupamos com o futuro, ela pode rapidamente se tornar nosso crítico interior. Você é seu próprio crítico interior ou aliado? Se for como muitos de nós, você é ambos, mas na maioria das vezes está mais próxima do inimigo interno.

Um dos desafios mais difíceis para nós pode ser nos darmos um tempo quando não atendemos às expectativas, sejam elas dos outros ou nossas. Como resultado, fazer amizade ou suavizar nosso inimigo interno pode ser um trabalho especialmente difícil. É aí que entra a autocompaixão. A pesquisadora Kristin Neff, pioneira nesse campo, identifica três componentes principais da autocompaixão, que são conceitualmente distintos, mas que se sobrepõem e dão origem uns aos outros:

1. Autocompaixão, ou sermos compreensivos com nós mesmos em vez de crítico e julgador.
2. Humanidade comum, ou seja, sentirmo-nos conectados com os outros e reconhecer que a imperfeição e as dificuldades são partes compartilhadas de nossa experiência humana, em vez de nos sentirmos isolados por nossas deficiências.
3. *Atenção plena*, ou seja, manter nossas experiências conscientes em vez de evitar ou exagerar nossa dor.

Veja como os três componentes se complementam e se entrelaçam: a postura de abertura e aceitação da atenção plena pode nos ajudar a sermos gentis com nós mesmos, diminuindo o autojulgamento. Essa postura também proporciona *insight* para que possamos reconhecer nossa humanidade comum, percebendo que estamos todos conectados e que todos temos desafios. Da mesma forma, a bondade consigo mesmo pode diminuir o impacto das experiências emocionais negativas, de modo que seja mais fácil estar atento a elas ou mantê-las em nossa consciência. Além disso, lembrar-se de que todos nós temos falhas, e que elas fazem parte do ser humano, ajuda a diminuir a autoculpa e o autojulgamento severo.

O QUE EU POSSO FAZER É TUDO O QUE CONSIGO FAZER, E ISSO SERÁ SUFICIENTE

Neff experimentou o poder da autocompaixão, não apenas em sua pesquisa empírica e ensinando milhares de pessoas a serem mais autocompassivas, mas também pessoalmente. Quando seu filho Rowan foi diagnosticado com autismo, ela praticou a autocompaixão e experimentou sentimentos de decepção, medo, ansiedade e de não saber se conseguiria lidar com a situação – todos sentimentos que ela descreveu como aqueles que "não se deve ter como pai ou mãe, convenhamos". Ela se permitiu aceitar todos esses sentimentos sem julgamentos ou vergonha e descobriu que, quanto mais conseguia aceitar a si mesma e sua própria luta para ter um filho autista, mais conseguia amá-lo e aceitá-lo como ele era.

A autocompaixão consiste em ser gentil, atencioso e apoiar a nós mesmos quando estamos com dificuldades, assim como cuidaríamos de um bom amigo. Se você é como a maioria de nós, é muito mais amiga dos outros do que de si mesma. Como diz Neff, "se você tratasse seus amigos como trata a si mesmo, não teria amigos".

Pesquisas mostram que 80% de nós somos mais compassivos com os outros do que com nós mesmos. As pessoas que praticam a autocompaixão desfrutam de inúmeros benefícios para a saúde, incluindo reagir ao estresse com níveis mais baixos de hormônios do estresse e ter menos ansiedade e depressão. Como aponta Neff, o aumento da autocompaixão também leva à redução de estados mentais negativos, como vergonha, ideação suicida, imagem corporal negativa e alimentação desordenada. Da mesma forma, a autocompaixão está relacionada ao aumento da função imunológica, à satisfação com a vida, à felicidade, à gratidão, à autoconfiança e à apreciação do corpo.

A autocompaixão também pode ser uma fonte poderosa de força, enfrentamento e resiliência. Um estudo com casais divorciados, por exemplo, descobriu que o indicador mais confiável de como eles estavam se saindo um ano após o divórcio era se eles eram bons amigos para si mesmos. Da mesma forma, para veteranos que acabaram de voltar de um combate, a autocompaixão foi mais preditiva do transtorno de estresse pós-traumático (TEPT) do que o nível de exposição ao combate. *Portanto, não se trata do que acontece conosco, mas de como lidamos conosco quando os tempos são difíceis. O que importa é se somos, na maioria das vezes, nosso próprio inimigo interno ou aliado.*

Aqui está uma rápida ilustração de como seria ser gentil consigo mesma em sua vida diária. Digamos que você tenha tido um longo dia de trabalho e finalmente chegue em casa exausto por volta das 20 horas. Ser gentil consigo mesma nessa noite significaria não voltar aos e-mails, mas tirar o resto da noite de folga e relaxar de uma de suas formas favoritas.

> *A perfeição não faz você se sentir perfeito.*
> *Ela faz você se sentir inadequado.*
> –MARIA SHRIVER

Então, por que a autocompaixão não é valorizada em nossa cultura? E por que é tão difícil para nós sermos nosso melhor amigo? Você pode estar pensando que é mais honesto e honroso ser autocrítica. Talvez você veja a autocompaixão como indulgente, preguiçosa, egoísta, egocêntrica ou fraca. Que outras dúvidas você tem sobre a autocompaixão? Embora todos nós precisemos ter um senso realista de nossos pontos fortes e fracos, isso não é o mesmo que sermos duros conosco. Pense na autocompaixão como o cultivo de uma força interior que nos ajudará todos os dias. Nós nos tornamos mais resilientes quando aprendemos a confiar em nós mesmos para obter incentivo e apoio, assim como confiamos em bons amigos em momentos de tristeza e consolo, bem como de comemoração.

Para aqueles que têm curiosidade em saber se são autocompassivos, Neff desenvolveu uma Escala de Autocompaixão com 26 itens. A boa notícia é que, entendendo que uma versão mais curta poderia ser útil devido a restrições de tempo, Neff e sua equipe desenvolveram uma versão com apenas doze perguntas chamada Escala de Autocompaixão – versão resumida.

ESCALA DE AUTOCOMPAIXÃO – VERSÃO RESUMIDA

1. Quando falho em algo importante para mim, sou consumido por sentimentos de inadequação.
2. Tento ser compreensivo e paciente com os aspectos de minha personalidade que não me agradam.
3. Quando algo doloroso acontece, tento ter uma visão equilibrada da situação.
4. Quando estou desanimado, tenho a tendência de achar que a maioria das outras pessoas provavelmente é mais feliz do que eu.
5. Tento ver minhas falhas como parte da condição humana.
6. Quando estou passando por um momento muito difícil, eu me dou o carinho e a ternura de que preciso.
7. Quando algo me perturba, tento manter minhas emoções em equilíbrio.
8. Quando falho em algo que é importante para mim, tenho a tendência de me sentir sozinho em meu fracasso.
9. Quando me sinto deprimido, tenho a tendência de ficar obcecado e me fixar em tudo o que está errado.
10. Quando me sinto inadequado de alguma forma, tento me lembrar de que os sentimentos de inadequação são compartilhados pela maioria das pessoas.
11. Sou reprovador e julgo minhas próprias falhas e inadequações.
12. Sou intolerante e impaciente com os aspectos de minha personalidade que não me agradam.

Talvez você esteja se perguntando qual é a diferença entre autocompaixão e autoestima. A autoestima é definida como as avaliações positivas e negativas que fazemos de nós mesmos, ou como nos sentimos a nosso respeito. A autocompaixão, por outro lado, tem todos os benefícios da autoestima sem as desvantagens, pois exclui a autocrítica e não está ligada à comparação social como a autoestima. Talvez você saiba que os psicólogos exaltavam os benefícios da autoestima até que pesquisas recentes associaram a autoestima elevada ao narcisismo, à autovalorização instável e à autopercepção distorcida. Como Neff descreve, nossa autoestima "sobe e desce como uma bola de pingue-pongue com base em nosso último sucesso ou fracasso". A autocompaixão está ao nosso lado quando temos sucesso, mas entra em ação exatamente quando a autoestima nos abandona, ou seja, quando fracassamos ou somos humilhados de alguma forma, então ela vem nos buscar".

A autocompaixão está associada a menos comparações sociais e a uma autoestima menos contingente. Fazer menos comparações sociais pode ser útil, especialmente quando se vislumbra o mundo dos outros nas redes sociais ou na internet, o que agrava cada vez mais os efeitos negativos das comparações sociais. Falaremos mais sobre redes sociais mais tarde.

> *Entre o estímulo e a resposta há um espaço, e nesse espaço estão nosso poder e nossa liberdade.*
> –GERALMENTE ATRIBUÍDO A VIKTOR FRANKL

Práticas formais e informais

Podemos estar atentos a todo e qualquer aspecto de nossas experiências de vida, incluindo sensações em nossos corpos, sentimentos, pensamentos, visão, olfato, audição, toque e paladar. O ideal seria que a Presença permeasse o maior número possível de momentos – uma tarefa difícil, com certeza –, mas a questão é que a Presença ou a consciência consciente pode se tornar cada vez mais um modo de vida, um jeito básico de ser. Pesquisas revelam que a Presença é uma habilidade que pode ser aprendida. Lembre-se que ela é, afinal, uma prática.

Há duas maneiras complementares de realizar esse potencial transformador de estar presente ou atento: formalmente e informalmente. As práticas formais têm um modo específico, incluindo estrutura e duração. Os exemplos incluem práticas de consciência consciente, como meditação da plenitude da mente, ioga, tai chi ou qigong. As práticas informais não têm modelo especificado, mas não são menos importantes do que as práticas formais. Os exemplos incluem sentir a chuva no rosto, estar totalmente presente em uma conversa com um amigo ou ver o pôr do sol e prestar atenção ao show de luzes da natureza. As práticas informais são importantes para a realização de todo o potencial transformador da Presença em nossa vida diária.

Tandy e seu parceiro se viram em uma situação altamente estressante quando tiveram que evacuar a casa por causa de um incêndio florestal na Califórnia. Ela se lembra de arrumar as coisas essenciais no escuro, sem eletricidade, e de "ser tão cuidadosa com minhas coisas, minha escova de dentes, tudo. Eu tinha que saber onde as coisas estavam e o que eu tinha colocado na bagagem enquanto nos preparávamos para fugir e levar não apenas nós mesmos, mas nosso novo cão de resgate, Soba Noodle, e dois gatos, Ivy e Charlie, para o espaço de evacuação". Tandy descreveu a experiência como uma reinicialização para ela, pois estava muito atenta durante a evacuação e, desde então, sempre se pergunta: "O que estou fazendo neste momento?"

A história de Tandy ilustra uma prática informal de atenção plena em uma situação extrema. E em um dia mais comum – como seria isso? Amanda tem trinta e poucos anos, é mãe solteira de dois filhos, trabalha em tempo integral como fonoaudióloga no distrito escolar local, é voluntária na escola e é a principal cuidadora de sua mãe, que mora a uma hora de distância da casa dela. Ela se sente como um beija-flor gerenciando tantas coisas, e teme ficar imóvel por muito tempo. Assim, quando está no trabalho, tenta estar totalmente presente com seus pacientes; quando é voluntária, tenta prestar atenção aos alunos e ao que está acontecendo na sala de aula; e faz um esforço especial ao dirigir para visitar a mãe para sentir suas mãos no volante, estando o mais presente possível durante essa hora.

Há mais uma coisa que eu gostaria de compartilhar sobre Amanda. Ela se sente culpada por não ter uma prática de meditação, pois sabe que isso seria bom para ela, mas, por enquanto, ela tenta fazer o melhor que pode para se concentrar em estar presente no maior número de momentos possível. Amanda não é a única a se sentir culpada. Muitas das mulheres que entrevistei se sentiram culpadas por não terem uma prática regular e formal de meditação. Amanda descreve isso da seguinte forma: "Há tanta ciência que diz que eu deveria meditar, isso rapidamente se torna outra fonte de culpa e me sinto mal por não meditar, assim como me sinto culpada por não fazer exercícios". Mais uma fonte de culpa é a última coisa de que qualquer um de nós precisa. Eu disse a Amanda que seus modos informais de praticar a atenção plena em suas atividades diárias, como sentir as mãos no volante enquanto dirige, apoiam e fortalecem o estado de Presença. Não há necessidade de se sentir culpado. Podemos celebrar até mesmo uma respiração.

O informal é tão importante quanto o formal, portanto não se desespere se você não tiver uma prática formal de atenção plena e não estiver preparada para começar uma agora. Se você tiver uma prática formal, talvez possa infundir o máximo de momentos possível com a Presença fora do tempo de prática formal. As práticas formais e informais andam de mãos dadas e se apoiam mutuamente.

Kelly tem 39 anos, é alta, equilibrada e ansiosa para conversar, talvez por causa de seus dias de trabalho relativamente solitários como psicoterapeuta. Ela entra em meu consultório com seu passo atlético (mais tarde descobri que ela jogava basquete na faculdade), confiante e alegre. Kelly é a principal responsável pelo sustento de sua família bicultural e bilíngue. Sua carreira consiste em gerir um consultório particular de psicoterapia, dois empregos como professora e em uma pequena empresa que concede créditos de educação continuada a profissionais de saúde mental. Kelly está grávida de oito meses e percebe que seu ressentimento aumenta diariamente à medida que suas responsabilidades se expandem com a chegada iminente do segundo bebê; seu marido tem uma vida mais simples, pois ele não só tem "apenas um emprego para lidar" como volta para casa com menos responsabilidades do que ela em relação à família e ao lar. Kelly diz que sua prática de atenção plena é o que a mantém calma. Consiste em reservar quinze minutos extras na cama quando acorda todas as manhãs para ouvir uma fita de meditação. Outras vezes, ela medita por conta própria. Kelly sente a diferença nos dias em que não tira esse tempo para si mesma, e acrescenta: "Para mim, mais Presença significa menos ansiedade".

Kelly também pratica a atenção plena informalmente, "diminuindo a velocidade ao tomar consciência dos sons e de tudo o que está acontecendo ao meu redor. É assim que sempre me mantive presente". Quando se sente presente, ela descreve que se sente "fortalecida". Quando está totalmente presente no trabalho, por exemplo, enquanto está com um paciente ou durante os intervalos entre os pacientes, ela se sente mais conectada e calma.

Tive o prazer de entrevistar Kelly novamente após o nascimento de seu segundo bebê. A maternidade lhe ensinou que "as coisas mudam tão rapidamente que não há outro lugar para estar a não ser presente". Kelly percebeu, na manhã de nossa segunda entrevista, que sua filha de seis meses já consegue se sentar e não precisa ser apoiada em travesseiros; parte da maternidade, diz ela, é estar presente para "acompanhar o desenvolvimento".

Brewer chama o cérebro de máquina de busca de prazer. Como ele explica, uma vez que ensinamos ao cérebro que descansar calmamente no presente é melhor do que nosso estado habitual de busca, com o tempo o cérebro realmente desejará mais atenção plena. Acontece que nossos níveis de bem-estar, resiliência e controle de impulsos podem ser aprimorados. Imagine como seria revigorante se você pudesse substituir sua "manhã de mente de macaco" por um início mais tranquilo, como tomar uma xícara de chá com atenção, fazer uma caminhada ou alguma outra prática que lhe traga uma sensação de calma interior.

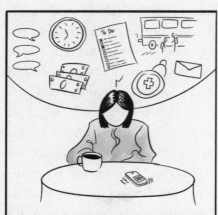 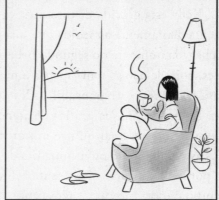

Figura 2   Consciente x Atento.

Quanto mais especialistas nos tornamos, menos vemos

Quando nosso cérebro recebe estímulos, ele faz seu trabalho primeiro classificando todos os estímulos que chegam até nós, depois procurando padrões e, por fim, construindo categorias e conceitos para dar sentido às informações com base em nossas experiências anteriores. Esse fluxo de informações pode ser chamado de *processamento de cima para baixo* e geralmente nos serve muito bem. Imagine se tivéssemos que começar de novo com tudo o que encontramos em um dia – por exemplo, se você tivesse que aprender todas as manhãs como funciona a sua cafeteira ou como dirigir um carro.

A psicóloga pesquisadora Ellen Langer explica que não notar ativamente as diferenças é a chave para a Presença, e que é a nossa experiência que atrapalha. Uma maneira de entender isso é que nosso processamento de cima para baixo significa que nossas mentes estão cheias de memórias, histórias e experiências desde a infância, o que às vezes pode nos aprisionar e atrapalhar nossa capacidade de ter uma nova visão de algo. Ironicamente, quanto mais especialistas nos tornamos, menos conseguimos enxergar, porque nosso aprendizado com experiências passadas filtra nossa percepção.

Parte de nossa ânsia de sempre preencher as lacunas se deve ao fato de *nosso cérebro preferir respostas à ambiguidade* e de gostarmos de saber ou, pelo menos, pensar que sabemos. Quando fornecemos uma história que permite que o cérebro nos proteja, ele fica feliz e podemos desfrutar de uma recompensa química pela história, independentemente de sua precisão. Esse fenômeno explica em parte por que "apenas estar presente" parece tão simples, mas, na prática, é tão difícil de incorporar em nossas vidas. Ficar confortável com a incerteza e não saber faz parte do nosso desafio: *não saber não faz mal.*

A história da nossa família com a bolsa roxa ilustra como nosso cérebro é um incrível contador de histórias. Quando Dan e eu voltamos de uma viagem a São Francisco com Alex e Maddi, nossos filhos em idade escolar, não conseguíamos localizar a bolsa de mão roxa que sempre levávamos conosco nas viagens. Eu achava que a tinha visto pela última vez toda embalada e pronta para sair na porta de casa antes da viagem; Dan achava que se lembrava de tê-la colocado no carro e nossos filhos achavam que a tinham visto pela última vez em nosso quarto no hotel. Refizemos nossos passos, procuramos em casa e no carro e ligamos para o hotel, mas não havia sinal da bolsa roxa. Um dia, enquanto procurava os tênis de vôlei da Maddi, encontrei a bolsa roxa no chão do armário. Acontece que a bolsa roxa nunca saiu de casa! Ficamos todos chocados com isso e, acima de tudo, com as histórias convincentes que cada um de nós havia criado sobre o paradeiro da bolsa. Nosso cérebro adora histórias, independentemente da verdade. As histórias nos ajudam a tentar dar sentido às coisas e até mesmo a construir socialmente uma visão compartilhada da realidade, como nossa família fez com a bolsa roxa desaparecida.

Por outro lado, com o *processamento de baixo para cima*, recebemos e percebemos informações diretamente por meio de nossos cinco sentidos: visão, olfato, paladar, audição e tato. Podemos até sentir o que os cientistas chamam de sexto sentido – *interocepção* –, ou nossa maneira de sentir as sensações do corpo. Essa é uma maneira direta de perceber, livre de filtragem por meio de expectativas ou julgamentos prévios. A pesquisa de Langer mostra que, quando criamos um estado de atenção plena que pode ser entendido como de baixo para cima, experimentamos uma amplitude e uma capacidade de ver detalhes que, por sua vez, nos permitem viver mais plenamente no presente.

Nada dura, nada está acabado, nada é perfeito.
-RICHARD POWELL

Desfazendo os mitos

Quais são os mitos sobre nós mesmos e sobre o gerenciamento de nossas vidas que ainda nos prendem? Quando comecei a ouvir mais profundamente não só a minha própria voz interior, mas também as mulheres do meu escritório, as entrevistadas e as participantes dos meus workshops, percebi que, independentemente da idade e do estágio, todas nós compartilhamos desafios semelhantes. *Muitas vezes nos vemos presas em histórias que resistiram ao teste do tempo, mas não da verdade.* Subestimamos e menosprezamos nossas capacidades, habilidades e valor. Os mitos de "não sou boa o suficiente" e seu primo "não mereço" estão vivos e difundidos quando se trata de as mulheres se valorizarem e darem crédito onde o crédito é devido. Uma consultora de negócios que entrevistei e que trabalha duramente no Vale do Silício disse que está chocada com a prevalência da síndrome do impostor em tantas mulheres bem-sucedidas que se sentem "inferiores" ou incompetentes.

Joy é mãe solteira, terapeuta ocupacional, uma das mulheres mais talentosas e capazes que conheço, que trabalhou em vários ambientes clínicos enquanto criava seus dois filhos. É com ela que você pode contar para receber amigos e familiares em feriados e aniversários, sempre conseguindo reunir as pessoas quando ninguém mais parece ser capaz de fazê-lo. Joy se recusou a ser entrevistada para este livro e, quando lhe perguntei o motivo, ela disse: "Sou uma pessoa que não consegue fazer nada. Comparado com o que eu poderia ter feito, não atingi o objetivo. Eu deveria estar em um lugar melhor agora". Parece familiar?

Embora os homens atribuam seu sucesso a "habilidades essenciais", as mulheres atribuem seu sucesso a "ter sorte", "trabalhar duro" e "ter o apoio de outras pessoas ao longo do caminho". Os alunos do sexo masculino sempre superestimam sua média de notas (GPA), enquanto as mulheres subestimam, e quando se trata de procurar emprego, as mulheres tendem a nem mesmo se candidatar a empregos se não atenderem a *todas* as qualificações para o cargo, enquanto os homens se candidatam se atingirem apenas 60%. Além disso, ao encontrar emprego, quase 60% dos homens negociam seu primeiro salário, enquanto menos de 10% das mulheres o fazem.

Anna, 48 anos, tem dois filhos adolescentes e trabalha em tempo integral como arquiteta comercial e cofundadora, com seu marido arquiteto, de uma empresa bem-sucedida que leva o nome da família dele em Minneapolis. Anna também leciona no programa de arquitetura da universidade local, faz parte do conselho de revisão arquitetônica da cidade e tem uma extensa rede de contatos que constitui a maior fonte de receita da empresa. Em todas as contas externas, Anna tem uma carreira de sucesso. No final de nossa entrevista, Anna perguntou se poderia acrescentar mais uma coisa. Ela se inclinou e sussurrou: "Sou diretora da nossa empresa há mais de vinte anos, mas nunca recebi um salário". Fiquei incrédula. Ela explicou que a empresa sempre funcionou como um negócio individual sob o nome do marido e que não havia pensado nisso até a nossa entrevista. Ela argumentou que, enquanto estiver casada, acha que não terá problemas.

Independentemente de nossa idade, status profissional ou formação educacional, muitas de nós continuamos a ver nosso próprio poder e valor no mundo como "inferior". Essa é a história culturalmente construída que muitas mulheres carregam como um filtro de cima para baixo que molda não apenas nossas crenças e comportamentos, mas também nosso senso de identidade. Antes de deixar Anna naquele dia, recomendei que ela pelo menos estudasse a possibilidade de constituir uma empresa e receber um salário. Tenho o prazer de informar que, dois meses depois, ela me disse que agora recebe um salário, pela primeira vez em sua carreira.

Há vários outros mitos relacionados a "não sou boa o suficiente", incluindo "não sou inteligente o suficiente, eficiente o suficiente ou rápida o suficiente". Faça sua escolha. Muitas vezes achamos que há algo errado conosco se não conseguimos acompanhar o ritmo ou que não somos aceitáveis do jeito que somos. É assim que a história que construímos a partir de nossas experiências sociais molda nossa visão de nós mesmas. Perguntei às mulheres que entrevistei, independentemente da idade, que conselho elas dariam para as mulheres em estágios anteriores da vida. Seus conselhos refletiram consistentemente os mitos que podemos ter: "Não tenha medo de tirar sua máscara", "Você é suficiente" e "Seja quem você é".

Outro mito é que o autocuidado é egoísta. Eu uso o termo *autocuidado* para incluir a autocompaixão. As mulheres geralmente colocam os outros em primeiro lugar, da família aos amigos e ao trabalho, e acreditam que não fazer isso é ser egoísta, egocêntrica ou arrogante. Tanto as expectativas sociais e culturais quanto as expectativas da família, dos amigos e as que impomos a nós mesmas são responsáveis por isso.

Reserve alguns momentos para que seus mitos mais conhecidos venham à mente. Para mim, *"Eu consigo fazer tudo"* é um dos mais pesados e com o qual mais tenho lutado. Ele me persegue diariamente. Até começar a entrevistar mulheres para este livro, eu achava que minha geração era dona desse mito; certamente as gerações de mulheres que vieram depois de mim, agora com vinte a cinquenta anos, não estão mais tentando fazer tudo. Eu estava errada. Continua sendo um desafio para a maioria de nós nos darmos permissão para parar de tentar fazer tudo – e tudo tão bem.

A conversa contínua que podemos ter conosco sobre o mito do "eu consigo fazer tudo" inclui: "*Vou colocar tudo em dia neste fim de semana*", "*Terei mais tempo quando esse projeto terminar, quando eu mudar de emprego, quando terminar meu treinamento, quando meu pai se mudar para uma casa de repouso, quando os dois filhos forem para a faculdade,*(Inclua seus próprios exemplos). O que acontece quando esses pontos mágicos do futuro no tempo se tornam nossos momentos presentes?

Pense em uma época de sua vida em que achou que teria mais tempo. Isso se concretizou? Espero que sim, mas na maioria das vezes não é assim que acontece, pois geralmente nunca há tempo suficiente, muito menos mais tempo. Alguns meses depois que minha sogra, Sue, se aposentou de seu trabalho como administradora de escola, ela me disse: "Você realmente sentirá que tem menos tempo ao longo da vida". Na época eu não acreditei nela, pois ainda estava nas trincheiras com filhos pequenos e trabalhando em tempo integral; não conseguia imaginar uma vida mais ocupada ou mais complicada. Eu estava errada.

Quando nos afastamos desses mitos destrutivos, improdutivos, mas poderosos – essas histórias imprecisas –, podemos começar a parar de nos sentirmos "menos que" se nossos dias ou semanas não parecem equilibrados. Como poderiam ser equilibrados? *Afinal de contas, a vida é uma bagunça.* A lição: *Espere e aceite a bagunça.* Nossos dias são moldados por compromissos planejados e pelo inesperado. É claro que você não pode malhar na academia, deixar seu filho na escola, chegar ao escritório às 8 da manhã, encontrar o encanador em seu apartamento, assistir ao jogo de futebol da sua filha à tarde, pegar o carro na oficina, visitar sua tia que está no hospital e preparar um jantar nutritivo e delicioso, tudo no mesmo dia – ou na mesma semana ou em três semanas. Mas alguma versão disso é exatamente o que muitas de nós estamos tentando fazer, dia após dia.

Os fatos mudam, mas o desfile mítico de demandas e expectativas diárias, nossas e dos outros, persiste. Não há uma resposta ou solução simples, e a mudança social sistêmica também é fundamental para lidar com essas mensagens e mitos. No entanto, cultivar nossa capacidade de estar presente, de enxergar com a maior clareza possível, significa afastar-se um pouco mais das atrações magnéticas desses mitos e aproximar-se um pouco mais de mais bem-estar.

Aumentando o acesso ao nosso eu mais flexível

A neurocientista Amishi Jha cresceu na Índia observando seus pais praticarem meditação diariamente, e ela não acreditava nos benefícios da prática; sua resistência diminuiu, no entanto, quando ela observou a resiliência que sua mãe teve após o falecimento do pai. Jha ficou curiosa sobre a base científica relacionada à meditação e agora passa a vida pesquisando os benefícios da prática, principalmente com grupos de socorristas, estudantes, profissionais da área médica e militares. Ela pratica diariamente e percebeu que estava prestes a iniciar sua meditação recentemente quando optou pelo que chama de "meditação da mãe" e telefonou para sua mãe na Índia, que havia contraído dengue recentemente. Jha explicou que estava totalmente presente durante a ligação: "É a prática. Um modo de vida".

Como diretora de seu laboratório de ciências, mãe, esposa, amiga, filha, irmã e professora, Jha entende bem as demandas que as mulheres enfrentam: "Parte da natureza do que acontece devido às demandas que nos são impostas é que estamos em estado de esgotamento de nossas fontes de recuperação cognitiva, o que se traduz, por exemplo, em brigar com nossos filhos. Não queremos fazer isso; sabemos que não é o que eles precisam no momento, mas queremos que eles calcem os sapatos e saiam de casa para a escola. *Sabemos que é melhor*, mas *não podemos fazer melhor*. Terapia de varejo, férias, exercícios – nada está nos dando acesso para fazer melhor.".

Para Jha, trata-se de "não deixar que meu estado de espírito me pegue desprevenida", de modo que ela se recalibra graças à sua prática de atenção plena, que inclui práticas informais em sua vida cotidiana, como a meditação da mãe e o tempo de silêncio. Na opinião de Jha, as mulheres valorizam a atenção plena como sua tábua de salvação. Para cada um de nós, a prática da atenção plena pode criar resiliência, aumentando o acesso aos nossos próprios recursos, para que eles estejam disponíveis quando mais precisarmos.

> *Acho que estar aqui é isso e que, dez mil vezes por dia, você pode desacelerar um pouco e dar uma olhada para saborear o milagre de estar por perto. Acho que, em última análise, o teste até mesmo de uma prática muito rigorosa durante longos anos é, na verdade, investir todos os momentos não práticos com a Presença. Acho que a Presença é tudo.*
> -JOHN O'DONOHUE

Você consegue

Para fins de um miniexperimento, vamos fingir que sua mente está divagando agora mesmo; talvez você esteja irritada com alguma coisa, preocupada com um projeto ou distraída com uma notificação que recebeu no celular. Escolha qualquer uma das coisas da lista a seguir, todas elas usadas com sucesso por pessoas reais, e faça isso em apenas um minuto ou menos, em qualquer lugar, a qualquer momento. Estamos começando devagar e com simplicidade. Como em todos os exercícios deste livro, quanto mais tempo você puder dedicar, melhor, mas alguns segundos já são um bom começo. Lembre-se, escolha apenas um!

1. **ESTE MOMENTO. ESTA RESPIRAÇÃO.** Quer esteja sentada ou em pé neste momento, comece concentrando sua atenção na sensação da respiração à medida que o ar entra e sai de suas narinas. Quando estiver inspirando, sinta a inspiração; quando estiver expirando, sinta a expiração. Concentre-se na respiração por um minuto ou pelo tempo que seu tempo permitir neste momento.

2. *UM ÚNICO OBJETO VISUAL*. Escolha uma coisa para se concentrar: a luz da manhã que entra pela janela, uma árvore, uma sombra. Apenas saboreie.
3. *UMA ÚNICA ATIVIDADE*. Escolha algo que faça diariamente, como calçar os sapatos ou sair pela porta de casa. Deixe que essa atividade ocupe toda a sua consciência; esteja totalmente presente nela.
4. *E-MAIL DE AGRADECIMENTO*. Envie um e-mail de agradecimento a alguém que tornou sua vida um pouco melhor.
5. *PAUSA DIGITAL*. Fique off-line, talvez colocando o celular em uma gaveta ou escurecendo a tela, por apenas alguns segundos. Repita quando puder.
6. *OBSERVE*. Escolha algo comum para o que você normalmente não gastaria tempo olhando e observe-o profundamente: talvez uma maçã, uma folha, um pedaço de cerâmica. Observe tudo o que puder a respeito. Como Yogi Berra disse certa vez: "Você pode observar muito apenas observando".

Aqui está um exemplo do poder de uma simples respiração. Guadalupe, de quarenta e poucos anos, é mãe solteira e tem uma filha de dez anos, Juana. Guadalupe trabalha por longas e imprevisíveis horas como assistente administrativa em uma confecção de roupas. Ela voltou a trabalhar quando Juana tinha seis semanas de vida para poder arcar com as despesas mensais, inclusive o aluguel do apartamento, localizado no melhor distrito escolar de sua comunidade. Durante alguns anos, ao voltar para casa todas as noites depois do trabalho, Guadalupe entrava correndo, colocava a bolsa no chão e Juana corria para ela "como se ela fosse o Papai Noel". Cerca de um ano atrás, Guadalupe percebeu que Juana estava sempre ocupada e mal levantava os olhos quando ela chegava em casa, o que a frustrava e entristecia. Ao se dar conta de que Juana havia entrado em uma nova fase de sua vida, Guadalupe agora respira fundo ao abrir a porta de casa ao voltar do trabalho, entra calmamente, troca de roupa e, então, vai ao encontro de Juana. Apenas alguns segundos de Presença, uma respiração, podem fazer uma enorme diferença em nossos relacionamentos e em nossa vida como um todo. Respirar com atenção traz a mente de volta para o corpo em apenas dois ou três segundos. É uma maneira rápida de começar a liberar qualquer atividade mental que a esteja controlando. Podemos nos sentir livres em poucos segundos. Sorte da Juana!

A juíza federal Cate Furay é um exemplo de Presença no local de trabalho. Quando perguntei o que significa estar presente para ela, ela respondeu: "Grande parte do meu trabalho é estar presente. Isso requer não ser multitarefa". A juíza Furay tem três post-its à sua frente quando está em uma sessão: *Não diga*, *seja paciente* e *seja gentil*. Eles servem como amortecedores em momentos em que, de outra forma, ela se precipitaria para ajudar um advogado em dificuldades diante dela ou reagiria a algo de uma maneira da qual se arrependeria mais tarde. A juíza Furay reconhece que precisa estar ciente de tudo o que está acontecendo em sua sala de audiências, e, assim que percebe que está distraída, ela se concentra novamente, levantando-se. No início da maioria das sessões, ela anuncia ao tribunal que poderá se levantar ocasionalmente e também usa um relógio que a lembra de parar um pouco e respirar. Meses depois de nossa entrevista, fiquei feliz em saber pela juíza Furay que ela pode até colocar uma placa em sua bancada com os dizeres: *Esteja presente!*

Assim como Guadalupe respira fundo para dar a si mesma o amortecedor de que precisa para trazer à tona seu eu mais resiliente antes de se conectar com Juana depois do trabalho, a juíza Furay tem post-its e o hábito de se levantar quando percebe que está distraída. Espero que esses dois exemplos de Presença na vida cotidiana em casa e no trabalho a estimulem a pensar em como incorporar mais momentos de atenção plena em seu dia.

Estresse bom

As pesquisas mostram que as mulheres têm níveis de estresse mais altos do que os homens, o que pode desafiar nosso bem-estar fisiológico e psicológico. Faça uma pausa rápida agora mesmo para considerar qual destas duas afirmações descreve melhor como você se sente em relação ao estresse:

A O estresse é prejudicial e deve ser reduzido, gerenciado ou evitado; ou

B O estresse é útil e deve ser aceito, utilizado e bem recebido.

Se você escolheu a primeira opção, não está sozinha. Há menos de dez anos, muitos psicólogos, médicos e cientistas fizeram uma cruzada contra o estresse. A psicóloga da área da saúde Kelly McGonigal destacou no livro *The Upside of Stress (O lado positivo do estresse)* que ela manteve firme a mensagem de que "o estresse é tóxico" durante anos.

O que fez McGonigal mudar de ideia sobre o estresse? Um estudo de 1998 perguntou a 30 mil pessoas nos Estados Unidos quanto estresse elas haviam experimentado no ano anterior e se elas acreditavam que o estresse era prejudicial à saúde. Oito anos depois, os registros públicos foram analisados para descobrir quem havia morrido entre essas 30 mil pessoas. Como é de imaginar, altos níveis de estresse estavam relacionados a um risco 43% maior de morrer. No entanto, o que talvez você se surpreenda ao saber, e que chamou a atenção de McGonigal, foi a descoberta de que o aumento do risco se aplicava somente às pessoas que *acreditavam que o estresse também estava prejudicando sua saúde. As pessoas que relataram altos níveis de estresse, mas não consideravam o estresse prejudicial, não tinham maior probabilidade de morrer.* E, de fato, elas tiveram o menor risco de morte no estudo, menor até do que as pessoas que relataram ter pouco estresse. Não é incrível e surpreendente?

Sempre que algo significativo está em jogo, a excitação fisiológica do estresse ocorre naturalmente. Dessa forma, o estresse pode ser uma parte inerente de nossas vidas engajadas, e não há como evitar isso. *Uma vida significativa é uma vida estressante.* Criar os filhos, cuidar dos pais idosos, pagar as mensalidades da faculdade, trabalhar duro para curar nosso planeta ou cumprir prazos de trabalho exigentes podem trazer altos níveis de estresse, mas isso não significa automaticamente um estresse ruim. Pode ser apenas a evidência de uma vida plena.

Portanto, o estresse pode, na verdade, ser bom para nós. O segredo não é se livrar do estresse, mas mudar o modo como nos relacionamos com ele. McGonigal explica isso da seguinte forma: "Quando achamos que nossa vida deveria ser menos estressante, sentir-se estressado pode ser visto como um sinal de que você é inadequado: se você fosse forte o suficiente, inteligente o suficiente ou bom o suficiente, então não estaria estressado. O estresse se torna um sinal de fracasso pessoal e não uma evidência de que você é humano".

Não é de surpreender que tenhamos maior probabilidade de nos sentirmos sobrecarregados e sem esperança quando temos essa mentalidade. Isso ressalta por que nossa relação com o estresse é tão importante.

Às vezes as experiências são tão ameaçadoras que ativam nossa resposta de lutar, fugir, congelar e até mesmo desmaiar, o que a psicóloga Carol Dweck, autora de *Mindset*, chama de "reação de ameaça" (como se sentir ansioso, temeroso, incerto, do tipo "não consigo"). Permanecer em estado de ameaça por longos períodos de tempo pode afetar negativamente nossa saúde, mesmo que o estressor inicial em si não tenha sido prejudicial. No entanto, há situações em que uma resposta de ameaça é apropriada; situações que envolvem violência doméstica ou de parceiros íntimos criam estresse tóxico crônico e, portanto, ativam respostas de ameaça nos indivíduos que as vivenciam. Por outro lado, o que Dweck chama de "resposta ao desafio" (esperançoso, animado, confiante, "eu consigo fazer") muda profundamente a forma como as situações exigentes afetam nossas vidas.

Certos grupos experimentam níveis de estresse cronicamente elevados como resultado de preconceitos, discriminações e marginalização que enfrentam com base em suas identidades. Os cientistas sociais usam a chamada *teoria do estresse de minorias* para estudar por que e como os indivíduos oriundos de grupos minoritários têm uma saúde física e mental pior do que a de seus colegas de grupos majoritários. Essa teoria é válida para minorias raciais e étnicas, bem como para minorias sexuais e de gênero. Alguns estudos também levaram em conta a interseccionalidade e ilustraram sua prevalência entre os grupos. Um estudo, por exemplo, ilustrou a relação entre estresse de minorias e níveis elevados de ansiedade e depressão em indivíduos LGBTQIA+.

A penalidade da maternidade e o bônus da paternidade

As mulheres com filhos lutam para adaptar suas carreiras às demandas da criação dos filhos e, muitas vezes, são vistas de forma diferente de seus colegas homens porque não se encaixam no molde dos líderes – principalmente homens – que as precederam. Em geral, espera-se que demonstremos nossa inabalável devoção e fidelidade tanto ao trabalho quanto aos filhos, e somos responsabilizadas de uma forma que os homens não são. Você já saiu do escritório mais cedo para ir ao jogo de futebol da sua filha ou a algum outro evento? Ou foi trabalhar mais tarde porque a pré-escola de seu filho tinha um evento de data comemorativa naquela manhã? Aqueles de vocês que são pais podem até mesmo ter recebido feedback negativo sobre suas escolhas, como eu recebi, inclusive de que não estão levando seu trabalho suficientemente a sério. Por outro lado, quando um colega sai mais cedo do trabalho para ir ao evento esportivo do filho, você pode ter ouvido que ele é um ótimo pai – sem nenhuma reflexão negativa sobre o trabalho dele.

Jacqueline Carter, do Canadá, e Rasmus Hougaard, da Dinamarca, trabalham frequentemente juntos como parceiros comerciais da Potential Project, um fornecedor global de soluções de liderança e eficácia organizacional baseadas no treinamento da mente. Ao que tudo indica, Jacqueline e Rasmus levam uma vida muito semelhante no trabalho e em casa. Ambos têm vinte anos de experiência trabalhando com organizações internacionais; ambos têm um sorriso rápido, um espírito gentil e uma mente clara que o atrai desde o primeiro momento em que os conhece; ambos também têm gêmeas com seus respectivos cônjuges. Acho que elas são até parecidas. Não é de se surpreender que eles sejam tão bem-sucedidos na implementação de programas de treinamento sobre a plenitude da mente para empresas de todo o mundo, incluindo Accenture, Cisco, Lego, Marriott, IKEA e Microsoft, para citar algumas.

Quando perguntei a Jacqueline sobre a penalidade da maternidade, ela deu este exemplo: quando Rasmus lidera um programa de treinamento e começa com uma história sobre seus filhos, o feedback da plateia é brilhante, do tipo: "Que homem incrível, tão bem-sucedido, mas gentil". Quando Jacqueline começa exatamente com o mesmo conteúdo e menciona seus filhos, o feedback muitas vezes reflete menos apoio e rejeição. Ela observou: "Como apresentadora experiente, você sabe se cativou o público ou não... e para mim, como mulher, mencionar que sou mãe é um possível fator negativo, pois me faz parecer menos profissional, enquanto para Rasmus é um bônus, pois o faz parecer mais humano".

Os líderes empresariais defendem valores "favoráveis à família", mas, em uma pesquisa recente, 40% afirmaram que os melhores trabalhadores "são aqueles sem muitos compromissos pessoais", refletindo as atitudes rigorosas e consumistas do local de trabalho de alta intensidade. Aproximadamente dois terços dos gerentes seniores do sexo masculino nos Estados Unidos têm filhos, em comparação com apenas um terço das gerentes seniores do sexo feminino. Como as responsabilidades familiares são normalmente associadas às mulheres, é menos provável que elas atendam às expectativas do "melhor trabalhador".

Em geral, os empregadores têm sido vistos recompensando mais os pais do que as mães, algo que os acadêmicos chamam de "penalidade da maternidade" e "bônus da paternidade", em que os pais recebem "crédito extra", enquanto as mães são vistas como menos dedicadas por terem filhos.

Enquanto o cuidado com as crianças e os idosos for visto como um problema das mulheres, as empresas, assim como a sociedade em geral, evitarão mudar nossa cultura de forma a beneficiar tanto as mulheres quanto os homens. Por exemplo, a concessão de licença-paternidade ou familiar envia uma mensagem de que a vida familiar é uma prioridade para todos. Os pais que deixam seus filhos na escola, tiram folga quando estão doentes, participam de eventos escolares e saem de férias com a família não são negligentes; é um trabalho igualmente importante.

O trabalho de preocupação ou *a carga mental* continua a recair principalmente sobre os ombros da mãe para antecipar e organizar o que as crianças precisam. O pai fica feliz em levar os filhos ao dentista, mas geralmente é a mãe que está cuidando da agenda. Estudos com casais heterossexuais confirmam que as mães elaboram as listas de tarefas e os pais escolhem os itens, enquanto vários estudos demonstraram que os casais de lésbicas e gays são geralmente mais igualitários em sua divisão de trabalho. As pesquisas sobre outros grupos da comunidade LGBTQIA+ são limitadas, mas um estudo sugere que as parceiras de homens transgêneros assumem o peso das tarefas domésticas e do trabalho emocional. A pesquisa também constatou que as horas de trabalho remunerado das mães aumentam quando as atividades dos filhos diminuem, enquanto as horas de trabalho remunerado dos pais não são afetadas pela quantidade de atividades dos filhos.

Permeando tudo isso estão nossas suposições inconscientes e de gênero sobre o que faz um bom líder. Os entrevistados em um estudo disseram que *uma pessoa chamada Eric, que oferecia novas ideias, era um líder natural, enquanto uma pessoa chamada Erica, que oferecia as mesmas ideias, não era.* Os homens são vistos como tendo qualidades de liderança, como poder e influência, enquanto as mulheres são vistas como tendo qualidades de apoio, como confiabilidade e empatia.

Quero reconhecer aqui que as responsabilidades parentais não se aplicam a todas as mulheres, e que a maternidade não é a única fonte de desafios na vida profissional e pessoal das mulheres. Embora as mensagens e expectativas culturais possam indicar que as mulheres "devem ter filhos" ou "querem ter filhos", algumas de nós não os têm, seja qual for o motivo, por opção ou não. Cecilia decidiu cedo em sua vida não ter filhos. Sobre sua decisão, ela explicou com exasperação: "Ninguém consegue acreditar. Sou asiática. Não são apenas os parentes, mas os motoristas de táxi e até minha própria médica". Cecilia espera que, como já está na casa dos quarenta anos, a descrença e as perguntas logo parem.

A maioria de nós, se não todos, pode ter suposições de gênero. Quando Anne-Marie Slaughter se tornou reitora em Princeton, em 2002, ela tentou mudar as normas falando deliberadamente sobre seus filhos; ela também encerrava as reuniões do corpo docente às 18 horas, mencionando que estava indo para casa jantar com a família. Depois de alguns meses, várias professoras assistentes apareceram em seu escritório agitadas. "Você precisa parar de falar sobre seus filhos", disse uma delas. "Você não está demonstrando a seriedade que as pessoas esperam de um reitor, o que é particularmente prejudicial, justamente porque você é a primeira mulher a ser reitora da escola." Slaughter achou interessante o fato de que a seriedade e a maternidade não parecem andar juntas, e disse às professoras que estava fazendo isso deliberadamente e que continuaria.

Mindfulness é o mesmo que meditação?

Não se pratica meditação para se tornar um grande meditador. Meditamos para acordar e viver, para nos tornarmos hábeis na arte de viver.
–ELIZABETH LESSER

A seguir, vamos falar sobre a conexão entre atenção plena e meditação. Já estou usando os termos *Presença, atenção plena* e *consciência plena* como sinônimos, como já discutimos, você pode se perguntar se *meditação* é outro sinônimo. A resposta é: depende de quem está usando os termos. Há muita confusão. Pode ser útil pensar na meditação como o conceito mais amplo, o treinamento mental que pode facilitar que estejamos em estado de atenção plena, consciência plena ou Presença com mais frequência. Como o psicólogo Daniel Goleman e o neurocientista Richard Davidson apontam em seu livro *A ciência da meditação — Como transformar o cérebro, a mente e o corpo,* até mesmo alguns cientistas usam o termo *atenção plena* "como um substituto para todo e qualquer tipo de meditação. E, no uso popular, *mindfulness* pode se referir à meditação em geral, apesar do fato de que *mindfulness* é apenas um de uma variedade de métodos".

A palavra *meditação* é um termo abrangente para as muitas maneiras de treinar a mente, assim como *esportes* ou *exercícios* se referem a uma ampla gama de atividades atléticas diferentes, cada tipo proporcionando seus próprios benefícios exclusivos. Embora certas práticas de meditação de atenção plena, como exercícios de respiração, estejam associadas a estados de relaxamento ou calma, a meditação é um treinamento mental ativo, e muitas práticas de atenção plena podem nos deixar revigorados. Estudos que comparam as práticas de atenção plena com o treinamento de relaxamento mostram que eles têm efeitos diferentes. Portanto, a meditação não é necessariamente uma atividade relaxante por si só, embora possa ser.

Talvez você seja novata na meditação ou esteja na fase de "apenas pensar sobre isso", mas não sabe exatamente o que ela pode fazer por você. Se você parar por apenas trinta segundos agora, tempo suficiente para este pequeno experimento, e sentar-se confortavelmente enquanto se concentra na sua respiração, experimentará pessoalmente como pode ser desafiador treinar sua atenção. Nossas mentes são apropriadamente chamadas de "mentes de macaco" pelos professores de meditação, pois elas constantemente se desviam para planos, arrependimentos, fantasias e coisas que não sejam o objeto de nosso foco pretendido. Esforçar-se para acalmar a mente parece apenas piorá-la, mas, com a prática da meditação, nossa mente acaba se acalmando e surge mais espaço para a entrada de coisas mais sutis.

À medida que passamos mais tempo no presente, nossa intuição se torna mais disponível para nós, podemos começar a ver as coisas com mais clareza e alguns podem experimentar o que descrevem como uma "expansividade". A meditação não é apenas para os momentos em que estamos estressados, sobrecarregados ou enfrentando uma doença. E não é apenas para mães que trabalham, mulheres de carreira ou praticantes de ioga. É para todos, em toda a diversidade da humanidade e em uma ampla variedade de ambientes, incluindo nossas casas, escolas, hospitais, parques, prisões, bases militares e abrigos para sem-teto.

O que está nos impedindo de meditar?

Para algumas pessoas, a meditação ainda pode sofrer com o que o âncora de notícias Dan Harris, em seu livro *10% mais feliz: Como aprendi a silenciar a mente, reduzi o estresse e encontrei o caminho para a felicidade,* chama de "problema de relações públicas", que remonta às décadas de 1960 e 1970, quando a meditação foi popularizada nos Estados Unidos e associada a gurus e hippies. Frases de efeito como *"apenas respire"*, *"simplesmente se solte"* e *"sorria com o coração"* podem não ter ressonância em nosso mundo de trabalho árduo e sem sentido.

No entanto, muita coisa mudou nos últimos quinze anos, e, com o aumento das pesquisas que comprovam seus benefícios, há um interesse cada vez maior em trabalhar com a mente. É isso que a meditação é: treinar a mente. Certa manhã, um amigo que não medita mas é curioso me perguntou: "Você sabe qual é a parte mais difícil da meditação?". Antes que eu pudesse dizer qualquer coisa, ela respondeu: "É fazer". Tive de concordar com ele. Encontrar tempo durante o dia para meditar pode ser um desafio para todos nós. Temos vidas complexas, com trabalho, desafios médicos, famílias, pais idosos, hobbies, contas, amigos, emergências, animais de estimação, viagens, telefonemas, e-mails... ser humano demanda muita coisa.

Recentemente, eu me convenci (temporariamente) de que naquele dia específico não poderia reservar um tempo para meditar – afinal, era o aniversário de 23 anos de nossa filha Maddi, tínhamos um hóspede, eu tinha reuniões durante toda a tarde, ia sair da cidade no dia seguinte... você entendeu. O que eu lembro a mim mesma nesses dias – quando estou atenta – são as palavras da professora de atenção plena Trudy Goodman: "Para manter sua prática de meditação, você precisa ser implacável. Não meditar é roubar de nós mesmos". Penso com frequência nas palavras de Trudy porque elas ressaltam o desafio que todos nós enfrentamos. Devemos intencionalmente não apenas reservar o tempo de meditação, mas protegê-lo para que ele esteja realmente disponível para nós.

Os motivos mais comuns que nos impedem de meditar estão listados na tabela a seguir. Sei que estou fornecendo esses motivos com o risco de oferecer a algumas de vocês mais razões para não meditar! Veja se algum deles é verdadeiro para você.

SUPERANDO O QUE ESTÁ NOS IMPEDINDO DE MEDITAR	
O motivo	A solução alternativa
Não tenho tempo para meditar.	Essa pode ser a desculpa número um das pessoas que querem meditar, mas nunca conseguem. Se você estiver disposta a isso, experimente por uma semana. Mesmo um, dois ou três minutos de meditação por dia podem fazer a diferença. É importante encontrar-se consigo mesma onde você está. Em seus termos. Quando você estiver pronta. Toda a ciência convincente e as histórias convincentes não serão tão importantes quanto sua própria experiência para mostrar a diferença que a meditação pode fazer em sua vida. Como diria minha tia Pearl, "A prova está no pudim", uma expressão que significa que cada um tira suas conclusões com base na experiência que tiver.
Perderei minha vantagem. Vou me tornar passiva e fraca.	Esses são mitos, e na verdade acontece o contrário. Considere que você desenvolverá novos pontos fortes: melhor funcionamento executivo e mais foco, o que significa maior eficiência.
Eu não mereço.	Para aqueles que acham que a meditação é egoísta, autoindulgente e que você não a merece, considere as palavras da professora de atenção plena Sharon Salzberg: "A primeira coisa que você precisa ser capaz de dizer a si mesmo é: 'Eu valho dez minutos por dia'".

Estou muito estressada para meditar no momento.	Quando estamos mais estressados, a meditação pode ser muito útil, portanto esse pode ser um momento especialmente importante para meditar. Entretanto, se estiver apenas começando a praticar, pode ser melhor – se tiver a opção – fazê-lo quando não estiver em uma crise.
Não consigo ficar parada.	Você pode começar com uma meditação sentada de um minuto e ir aumentando a partir daí. Se não gostar da meditação sentada, tente uma das muitas outras práticas, como qigong, ioga, Pilates ou até mesmo meditação andando.
Sou péssima nisso.	Como diz Jon Kabat-Zinn: "Se você está fazendo, está fazendo certo". Não há maneira errada e não há necessidade de julgar.
Minha mente está muito ocupada.	Todos nós temos "mentes de macaco", com ciclos de pensamentos constantes. Lembre-se de que estar presente significa ter uma mente clara, não uma mente vazia.
Minha mente é uma caixa de Pandora.	Você pode temer o que pode encontrar quando se aquietar. Embora algo temeroso possa surgir, isso não foi criado pela meditação, e, se existir, pode ser benéfico tomar consciência desse fato e decidir se deve abordá-lo.
Já estou em minha mente o suficiente.	A meditação, na verdade, quebra o ímpeto de nossos ciclos infinitos de pensamento e nos faz sair de nossos pensamentos e entrar mais em contato com nossos sentidos.
Tentei a meditação e, embora ela possa funcionar para você, não funciona para mim.	Assim como leva tempo para descobrir nossos exercícios físicos preferidos, leva tempo para encontrar as práticas de atenção plena que funcionam melhor para cada um de nós.
Coisas terríveis continuavam acontecendo em minha vida, então qual é o objetivo?	As frustrações e os infortúnios não cessarão nem diminuirão, mas nosso relacionamento com essas situações mudará à medida que desenvolvermos a resiliência e a confiança de que podemos lidar com o que quer que surja em nosso caminho.

Talvez você queira começar sua prática de atenção plena antes de sentir que realmente precisa dela, mas não é assim que geralmente funciona. Muitos de nós só começamos a levar a sério a meditação quando uma crise se abate. Ruchika Sikri estava havia apenas três meses em seu novo emprego no

Google quando um membro da família teve uma emergência médica. Ruchika sentiu que estava "sem capacete" e "sem chão embaixo de si", então começou a praticar ioga e a meditar. Até hoje ela continua com suas práticas.

Alguns de nós podem ter praticado a meditação de vez em quando por vários anos. Como disse uma de minhas entrevistadas, ela estava "apenas brincando com isso", mas reconheceu que meditar diariamente "seria definitivamente benéfico". Sair de uma rotina de prática diária pode dificultar a retomada, mas, depois de algumas paradas e inícios, muitos conseguiram manter a prática. Kimberly tem 49 anos, é o retrato da saúde e parece muito confiante, talvez porque eu saiba que ela é a cofundadora de uma bem-sucedida startup. Ela começa nossa entrevista dizendo que há cerca de três meses recebeu um diagnóstico de câncer de estômago, e a única coisa que a está ajudando a superar é sua prática de meditação de cinco anos. Ela explica que levou muito tempo para estabelecer uma prática regular. Anos antes, quando enfrentou um problema de saúde, ela recebeu um CD de meditação de um amigo, praticou por um ano e depois parou.

Cinco anos depois, enquanto enfrentava problemas crônicos que nem seus médicos nem outros profissionais de saúde conseguiam resolver, Kimberly pegou o CD de meditação e o ouviu. Kimberly meditou regularmente nos três anos seguintes e finalmente estava sentindo alívio de alguns de seus problemas de saúde. Quando recebeu o diagnóstico de câncer, ela se tornou o que chama de "uma cuidadora de mim mesma" e se sente grata por já ter sua prática de meditação bem estabelecida. Desafiando todas as expectativas médicas, os marcadores de câncer de Kimberly estão diminuindo constantemente a cada dia, e ela diz que está mais feliz do que nunca porque está se desprendendo das camadas do que os outros pensam sobre ela e tem certeza de que pode enfrentar qualquer coisa que surgir em seu caminho.

Quando Trudy Goodman fraturou a coluna há alguns meses, em um momento em que também estava sofrendo com uma urticária, devido a uma alergia de uma planta que ela teve contato, ela ficou desapontada por não poder fazer todas as coisas que havia planejado para o futuro próximo. Ela disse que sua prática de meditação a salvou, pois não estava exacerbando sua situação com mais sofrimento devido à sua própria frustração, catastrofização e decepção. Trudy conseguiu se poupar do sofrimento de "acumular", que é o que muitos de nós tendem a fazer em momentos de desafio. O sofrimento pode ser causado por nossa resistência ao que é. A história de Trudy é um belo exemplo do poder da Presença em nossa vida diária. Embora não possamos controlar a dor dos eventos da vida, temos controle sobre como escolhemos responder aos eventos e podemos minimizar nosso sofrimento aceitando-os como eles já são, em vez de resistir a eles.

Diferentes tipos de práticas de meditação

Como mencionei, há muitos tipos diferentes de práticas de meditação, e, assim como no treinamento físico, cada tipo dá origem a seu próprio resultado exclusivo e mais provável. Por exemplo, um tipo é a meditação da plenitude da mente, que em geral inclui o cultivo de (a) *atenção concentrada*, (b) *monitoramento aberto (*uma consciência ampla do que quer que venha à mente*)* e, para alguns pesquisadores, (c) meditação *da compaixão* ou *da bondade amorosa*. No primeiro tipo, a meditação da atenção concentrada, que geralmente é o ponto de partida para um meditador iniciante, nosso objetivo é centralizar a mente no momento presente, concentrando-nos em um único objeto ou estímulo escolhido, como a respiração. Para manter esse foco, precisamos monitorar constantemente nossa concentração no objeto escolhido para evitar a divagação da mente. Assim que nos tornamos conscientes de uma distração, percebendo que nossa atenção não está mais no objeto ou atividade designada, redirecionamos nosso foco de volta ao objeto principal. O treinamento da atenção concentrada pode nos ajudar a começar a ter consciência e controle sobre nossa atenção, fortalecendo nossa capacidade de manter a atenção e redirecioná-la quando ela se desvia, construindo a base para habitar plenamente o momento presente.

Depois de nos familiarizarmos com a meditação da atenção concentrada e conseguirmos participar do esforço de manter nosso foco de atenção por um período considerável de tempo (digamos, quinze ou vinte minutos para um iniciante, e mais para praticantes de longa data), podemos optar por tentar um segundo tipo de meditação, chamado meditação de monitoramento aberto, que não envolve nenhum objeto ou evento como foco. A prática aqui envolve o monitoramento da própria consciência; ou seja, permanecemos abertos e atentos a qualquer experiência que possa surgir, sem ver, julgar, apegar-se ou concentrar-se em qualquer objeto ou evento específico. Observamos e anotamos os fenômenos à medida que eles surgem e desaparecem, mantendo nossa atenção flexível; é uma consciência ampla do que quer que venha à mente. Alguns professores recomendam nomear o que vem à sua atenção, como *som*, *sentimento* ou *sensação*, e depois deixar passar. O segredo é que nossa consciência esteja aberta para o que quer que surja, mas não se deixe levar ou dominar por nada. Estamos simplesmente descansando em consciência.

Podemos praticar o monitoramento aberto informalmente, reservando um momento aqui e ali durante o dia para perceber e observar quais pensamentos, sentimentos ou sensações estão surgindo para nós – talvez estabelecendo essa intenção antes de uma reunião ou conversa difícil. Da mesma forma, podemos definir nossa intenção de absorver cheiros, visões e sensações durante uma caminhada, como sentir o vento no rosto. A poetisa Diane Ackerman faz o que ela chama de "caminhada" todas as manhãs em seu jardim e presta atenção às sombras e aos cheiros. Podemos estar presentes em qualquer uma de nossas tarefas cotidianas, e, quanto mais você habitar completamente o presente, mais calmo se sentirá. Lembre-se de que, em todos os momentos em que você puder estar presente, isso será suficiente para o momento. Experimente você mesma. Além disso, não se esqueça de valorizar as práticas informais tanto quanto as formais; ambas são benéficas. E o mais importante: não seja dura consigo mesma se não tiver uma prática regular e formal no momento.

Em um terceiro tipo de meditação da atenção plena, a meditação da compaixão ou da bondade amorosa, estendemos os sentimentos de amor e compaixão aos outros e a nós mesmos, incorporando elementos de atenção concentrada e monitoramento aberto. Os praticantes se concentram no desenvolvimento do amor e da compaixão, geralmente primeiro por nós mesmos (embora isso possa ser um desafio para alguns, caso em que começar com um ente querido ou talvez um animal de estimação pode funcionar bem) e, em seguida, estender gradualmente esse amor a outras pessoas, desde familiares e amigos até estranhos e, por fim, a indivíduos com quem estamos enfrentando algum desafio ou dificuldade.

A meditação da bondade amorosa tem sido associada a um aumento das emoções positivas, ativação da empatia, aumento do comportamento pró-social e redução da autocrítica, entre outros benefícios. A pesquisa também demonstrou que a meditação que incorpora os três tipos de meditação da atenção plena – atenção concentrada, monitoramento aberto e bondade amorosa – cultiva o bem-estar naqueles que a praticam.

Você pode estar se perguntando: "Como a meditação da bondade amorosa se relaciona com os outros dois tipos de meditação que discutimos?". Aqui está uma maneira de pensar sobre isso: digamos que você esteja fazendo uma prática de monitoramento aberto, ou seja, definindo sua intenção de prestar atenção ao que quer que surja: sons, cheiros, a sensação do ar em seu rosto. Invariavelmente, sua mente vai divagar, e, de forma bastante previsível, você pode encontrar seus pensamentos voltados para algo como a discussão que teve na noite passada com a amiga com quem divide o aluguel. Em vez de se sentir mal consigo mesma, achando que não consegue nem mesmo fazer uma prática simples e permanecer na tarefa, reformule sua resposta sendo gentil consigo mesma naqueles segundos e lembre-se de que a divagação da mente está arraigada em todos nós. Uma das coisas mais incríveis sobre a prática da meditação é que, no exato instante em que você percebe que não está prestando atenção, já está de volta à tarefa. Quantas outras coisas em nossa vida têm uma solução tão rápida?

Discutimos aqui apenas três tipos de prática de meditação, mas há muitos outros. Além disso, em uma única sessão, ou sessão de meditação, você pode optar por praticar todos os três tipos. Você pode, por exemplo, começar com a atenção concentrada na respiração e depois passar para o monitoramento aberto e, em seguida, para a bondade amorosa. Independentemente do tipo de meditação que você escolher praticar, é provável que surjam certas qualidades, exclusivas de cada tipo, como uma mente estável e clara, equilíbrio emocional e um senso de amor e compaixão. Um aluno colocou isso da seguinte forma: "Sempre pensei que se tratava do que acontece durante a meditação, mas não é isso. É o que acontece em minha vida". Da mesma forma, a líder da atenção plena, Sharon Salzberg, nos lembra: "Não meditamos para nos tornarmos melhores na meditação. Meditamos para melhorar na vida".

Os benefícios da atenção plena

Vamos falar agora sobre os principais benefícios da atenção plena para a saúde, incluindo a redução do estresse, o fortalecimento da atenção e a desaceleração do processo de envelhecimento.

REDUZ ANSIEDADE

A ansiedade e o estresse às vezes são correlacionados com uma amígdala ativa na área límbica do cérebro, que se comunica tanto com o tronco cerebral, orientado para a sobrevivência, abaixo dela, quanto com o córtex, responsável pelo raciocínio e pela criação de histórias, acima dela. A amígdala é o radar do nosso cérebro para ameaças e desempenha a dupla função de direcionar nossa atenção e moldar nossas reações emocionais intensas. *Uma amígdala cronicamente ativada se torna uma amígdala maior.* Quando estamos chateados, ficamos distraídos e revisamos repetidamente em nossas mentes o que está nos deixando ansiosos. Essa preocupação é um exemplo de divagação mental não intencional, que é estressante por si só e reduz nossa capacidade de prestar atenção. Reserve um momento para identificar aquela coisa que a prende tanto que você se pega pensando nela repetidamente. Pode ser a última coisa em que você pensa à noite e a primeira coisa em que pensa todas as manhãs. E, se você for como a maioria de nós, antes desta edição mais atual, havia outra coisa, assim como, depois que esta edição passar, haverá outra.

E se houvesse uma maneira de quebrar esse padrão exaustivo e enviar uma mensagem à nossa amígdala? Boa notícia: a atenção plena acalma a amígdala, tornando-a menos reativa, diminuindo assim seu tamanho e reduzindo nossa ansiedade e estresse. Ao regular a amígdala de forma mais eficaz, o córtex pré-frontal pode diminuir a atividade e o tamanho da amígdala ao longo do tempo. Dessa forma, as práticas de atenção plena que estimulam o crescimento da região pré-frontal reguladora podem ser a maneira pela qual esses treinamentos mentais alteram a estrutura do cérebro e cultivam mais estabilidade emocional.

FORTALECE A ATENÇÃO
Com o treinamento da atenção concentrada, o cérebro é repetidamente acionado de forma a estabilizar a atenção, permitindo que o indivíduo selecione e mantenha o foco da atenção, perceba quando a atenção se desviou, redirecione a atenção para o foco pretendido e, por fim, torne-se menos distraído. Com a prática do monitoramento aberto, aprendemos a distinguir a *experiência de estarmos atentos daquilo a que estamos atentos*. Em outras palavras, aprendemos a ver que as atividades mentais, como pensamentos ou sentimentos, são simplesmente objetos de consciência, não a totalidade de nossa identidade ou realidade absoluta. Acredita-se que várias regiões do cérebro sejam ativadas e cresçam para facilitar essa atenção reforçada, incluindo aspectos do córtex pré-frontal e do córtex cingulado anterior.

MELHORA A FUNÇÃO CARDIOVASCULAR
O treinamento da atenção plena pode melhorar as funções cardiovasculares de várias maneiras, como reduzir o colesterol, otimizar a pressão arterial e ajudar o cérebro a se comunicar de forma mais equilibrada com o coração. O coração e o cérebro têm uma comunicação bidirecional entre si, e as práticas que incluem uma varredura corporal que se concentra nas sensações internas da região do coração e de outras áreas corporais podem ser um componente fundamental para que esses treinamentos mentais melhorem o funcionamento fisiológico.

AJUDA NO TRATAMENTO DE TRANSTORNOS ALIMENTARES
A alimentação consciente envolve a prática de estar ciente da sensação de comer e inclui distinguir os sentimentos de fome e saciedade. Para muitas pessoas que enfrentam desafios em relação à alimentação saudável, seja restringindo ou comendo demais, muitas emoções, pensamentos, distúrbios da imagem corporal e questões sociais complexas podem dificultar o processo de sentir fome e comer de forma saudável e equilibrada. A atenção plena

pode ajudar fornecendo uma maneira de distinguir as necessidades fisiológicas básicas de nutrição das questões emocionais relacionadas à autoaceitação e aos relacionamentos sociais que, em alguns casos, podem ter sido representados simbolicamente como imagens do corpo.

No cérebro, a imagem que se tem do tamanho e da forma do corpo é diferente da consciência das sensações corporais. No caso de desafios alimentares, a pessoa pode estar preocupada com a imagem corporal e, ao mesmo tempo, estar menos consciente das sensações reais do corpo. A atenção plena pode ajudar as pessoas a entrarem mais em contato com as sensações corporais e, ao mesmo tempo, capacitá-las a ver a preocupação com a imagem corporal como uma simples atividade mental, não como uma realidade absoluta ou como a totalidade de sua identidade.

Um estudo recente realizado pelo psicólogo pesquisador Lawrence Barsalou mostrou mudanças na função cerebral após o treinamento de atenção plena, por meio do qual ele ensinou os participantes a se desconcentrarem, ou seja, a observarem as atividades da mente e se conscientizarem de que são apenas atividades da mente (ou seja, pensamentos, emoções e memórias). Esse treinamento permitiu que eles escolhessem alimentos saudáveis em vez de não saudáveis. Não sabemos o efeito a longo prazo dessa intervenção, mas essa descoberta, juntamente com outras pesquisas, fornece razões empíricas para o otimismo quanto ao poder do treinamento da atenção plena no tratamento de transtornos alimentares.

DESENVOLVE EMPATIA E COMPAIXÃO
Com a Presença, nos tornamos conscientes do sofrimento dentro de nós mesmos e em nosso mundo maior. A empatia pode ser definida como tendo pelo menos estas cinco facetas:

1. Ressonância emocional – sentir os sentimentos dos outros.
2. Tomada de perspectiva – ver pelos olhos de outra pessoa.
3. Empatia cognitiva – compreender a mente de outra pessoa.
4. Alegria empática – ficar feliz com a felicidade e o sucesso de outra pessoa.
5. Preocupação empática – preocupar-se com o bem-estar do outro, a porta de entrada para a compaixão.

A empatia não tem um "item de ação" que a acompanhe, de modo que podemos nos sentir sobrecarregados ou desamparados se apenas sentirmos empatia sem envolver nossa capacidade de sermos compassivos fazendo algo para reduzir o sofrimento. Se nos identificarmos demais com os sentimentos de sofrimento, podemos perder a diferenciação e ficar esgotados.

A compaixão tem estes três componentes:

1. Sentir o sofrimento (próprio ou alheio).
2. Refletir sobre como reduzir esse sofrimento.
3. Adotar comportamentos para reduzir o sofrimento.

Na meditação da bondade amorosa, por exemplo, os estados verbais são representações linguísticas que provavelmente estimulam a atividade do circuito da compaixão e, com a prática repetida, podem fortalecer essas redes ativadas para criar um conjunto de características mais compassivas.

REDUZ A INFLAMAÇÃO E MELHORA A FUNÇÃO IMUNOLÓGICA
Alterar a regulação da expressão gênica em áreas dos cromossomos responsáveis pela resposta inflamatória reduz a inflamação. Isso é chamado de *regulação epigenética*. Ao melhorar a função imunológica, as práticas de atenção plena também podem ajudar a reduzir o risco de infecções e a fortalecer a recuperação de diversas doenças.

Embora não esteja completamente claro como as práticas de atenção plena alteram esses mecanismos moleculares de saúde, pesquisas sugerem que elas podem estar relacionadas à redução da resposta ao estresse. Quando um organismo é ameaçado, a resposta protetora natural é mobilizar os estados reativos do cérebro e do corpo para lutar ou fugir. No curto prazo, essa resposta é bastante adaptativa e nos ajuda a sobreviver. Aqui na Califórnia, se um leão da montanha estiver atacando você, é ótimo poder ativar essa resposta de ameaça para aumentar sua chance de sobrevivência. Mas estados sustentados de ameaça, também chamados de *estresse tóxico*, produzem aumentos na inflamação, aceleram o envelhecimento e levam a um risco maior de infecção. Pode haver muitas maneiras pelas quais a prática da atenção plena reduz o estresse e a inflamação, melhora a função imunológica e retarda o processo de envelhecimento.

RETARDA O ENVELHECIMENTO, REPARANDO AS EXTREMIDADES DE NOSSOS CROMOSSOMOS

Os telômeros são as extremidades minúsculas, mas essenciais, dos cromossomos que protegem nosso DNA, nossa biblioteca genética. Elas são como as pontas de plástico protetoras nas extremidades dos cadarços de nossos tênis, que impedem que eles se desgastem. Pense nos cadarços como nossos cromossomos, as estruturas no núcleo ou centro de cada célula do corpo que carregam nosso DNA. À medida que envelhecemos, nossos telômeros ficam mais curtos, e, quando ficam muito curtos, nossas células não conseguem mais se dividir de forma saudável. Nossos genes afetam nossos telômeros, tanto seu comprimento ao nascer quanto a rapidez com que se reduzem. Talvez você se surpreenda ao saber que a forma como vivemos nossas vidas e o que fazemos com nossas mentes também afetam a saúde de nossos telômeros. Como? Influenciando os níveis de uma enzima chamada telomerase, que trabalha para reparar, repor e manter nossos telômeros. Quantidades ideais de telomerase determinam telômeros saudáveis. *A Presença otimiza os níveis de telomerase.*

A maneira como vivemos pode acelerar ou retardar nosso envelhecimento celular. Desde os alimentos que ingerimos até nossa resposta a desafios emocionais, vários fatores influenciam nossos telômeros e podem evitar o envelhecimento precoce no nível celular. Duas cientistas, Elissa Epel e Elizabeth Blackburn, ganhadora do Prêmio Nobel, demonstraram uma relação entre o estresse e o encurtamento dos telômeros em um dos grupos mais estressados de todos: mães que cuidavam de seus filhos com doenças crônicas. Elas descobriram que "os anos de cuidado tiveram um efeito profundo, desgastando os telômeros dessas mulheres. Quanto mais tempo uma mãe passava cuidando de seu filho doente, mais curtos eram seus telômeros". Elas também descobriram que, quanto mais estressadas as mães se sentiam, mais curtos eram seus telômeros – e essa descoberta foi válida para todas as participantes do estudo, até mesmo para o grupo de controle de mães que tinham filhos saudáveis em casa. As mães com alto nível de estresse tinham metade dos níveis de telomerase em comparação com as mães com baixo nível de estresse, e sua capacidade de proteger os telômeros era menor. O estresse no trabalho não está relacionado a telômeros mais curtos, mas o burnout, a exaustão emocional do trabalho, está. Essa descoberta é consistente com o que discutimos anteriormente sobre o bom estresse; seja no trabalho ou em qualquer outra parte de nossas vidas, quando algo significativo está em jogo, há um despertar fisiológico do estresse, e a questão é como vemos o estresse. A exposição prolongada ao estresse que consideramos prejudicial pode ter um impacto negativo sobre a nossa saúde.

Podemos adotar medidas para realmente reparar nossos telômeros. Queremos manter telômeros fortes porque nossa saúde celular e a capacidade regenerativa do nosso tecido dependem disso. A atenção plena é um preditor robusto de quantidades ideais de telomerase, o que pode aumentar nosso tempo de saúde (os anos durante os quais podemos desfrutar de boa saúde) e diminuir nosso tempo de doença (os meses ou anos que podemos viver com uma doença que interfere em nossa qualidade de vida).

OTIMIZA A REGULAÇÃO DA ATENÇÃO, EMOÇÃO E HUMOR

Pesquisas sobre o cérebro envolvendo três dos tipos de meditação que discutimos – atenção concentrada, monitoramento aberto e bondade – sugerem que áreas cerebrais amplamente separadas e distintas tornam-se conectadas quando ativadas. Essa conexão entre partes diferenciadas do cérebro pode ser chamada de *integração neural*, que permite a coordenação e o equilíbrio das várias funções que surgem tanto das regiões cerebrais distintas quanto do resultado de suas funções sinérgicas e colaborativas. Em resumo, o cérebro consegue a regulação ideal das atividades neurais, como atenção, emoção, humor, memória, comportamento e moralidade, por meio da integração neural.

A prática da atenção plena cria um *estado* integrado que, quando repetido ao longo do tempo, torna-se um *traço* integrado de bem-estar, como discutimos anteriormente. Exemplos de regiões do cérebro que demonstraram crescer com a prática da atenção plena incluem o corpo caloso (que conecta os hemisférios direito e esquerdo), o hipocampo (que liga regiões de memória amplamente separadas entre si), a ínsula (que liga o corpo ao córtex) e o córtex pré-frontal (que liga o córtex, a área límbica, o tronco cerebral, o corpo e o mundo social).

Outra maneira de avaliar a integração funcional e estrutural é estudar o *conectoma*, que revela áreas amplamente distribuídas e diferenciadas do cérebro e a maneira como elas estão interconectadas. Estudos sobre o conectoma de praticantes de atenção plena mostram aumentos na "interconectividade do conectoma" (sim, é assim que os cientistas o chamam!). Esses estudos mostram que o cérebro se torna mais integrado por meio das práticas de atenção plena. Como a integração neural cria a regulação mental, você pode começar a ver como é benéfico cultivar mais integração neural. O aumento da integração pode ser o mecanismo pelo qual as práticas de atenção plena aprimoram a memória, melhoram o humor, evitam a recaída da depressão maior e promovem a resiliência e o equilíbrio emocional em nossas vidas.

AJUDA A PREVENIR RECAÍDAS EM DEPENDÊNCIAS
A atenção plena pode estar envolvida na prevenção de recaídas de vícios, incluindo dependência de álcool, drogas e tabaco. O vício envolve flutuações dos níveis de dopamina no cérebro. A meditação diminui a liberação de dopamina. Ninguém sabe ao certo como isso acontece, mas uma descoberta recente é que talvez a meditação treine a mente para distinguir os sinais cerebrais de gostar/preferir *versus* querer/necessitar/amar. O desejo é uma porta de entrada para a necessidade, a ânsia e o apego.

Quando queremos, precisamos ou desejamos algo, nos sentimos inadequados e incompletos se não o tivermos. Gostar, por outro lado, é uma preferência. Se não tivermos o que gostamos em um determinado momento, não nos sentiremos inadequados e incompletos. A redução do nível de dopamina pode facilitar a distinção entre desejo e necessidade. Quando percebemos que não precisamos de certas coisas, nos sentimos completos, energizados e fortes.

Uma alteração no circuito de recompensa baseado na dopamina no cérebro pode apoiar a diminuição do desejo, o que significa menor vulnerabilidade ao vício. A capacidade que a atenção plena cria para distinguir a experiência de estar consciente do objeto da consciência pode ser uma habilidade mental adicional importante que permitiria àqueles com histórico de dependência sentir um desejo em consciência e colocar um espaço entre o impulso de usar uma substância ou se envolver em uma atividade e o comportamento real. É nesse espaço que surgem a escolha e a liberdade. A atenção plena nos dá o poder de escolher nosso comportamento em vez de permitir que hábitos prejudiciais à saúde ou vícios escolham por nós.

A tabela a seguir resume os principais benefícios para a saúde do treinamento da atenção plena, que inclui o fortalecimento da atenção, do monitoramento aberto e da bondade amorosa.

PRINCIPAIS BENEFÍCIOS DA ATENÇÃO PLENA PARA A SAÚDE	
Benefício de saúde	Como funciona
Para nossa mente	
Fortalece a atenção	Ativa e fortalece as redes de atenção, incluindo o córtex pré-frontal e o córtex cingulado anterior
Otimiza a regulação	Aumenta a integração neural – a ligação de partes diferenciadas tanto na função quanto na estrutura para a regulação ideal da atenção, emoção, humor, pensamento, memória, comportamentos e relacionamentos
Promove a resiliência e o equilíbrio emocional	Apoia a capacidade de retornar prontamente a uma linha de base de um estado de calma diante de um desafio
Melhora a memória	Promove o crescimento do hipocampo e das regiões pré-frontais, o que melhora as funções de recordação e memória de trabalho
Cria empatia e compaixão	Fortalece o córtex cingulado anterior, a ínsula e outras regiões envolvidas na empatia e na compaixão, que são os circuitos neurais que servem como vias para saber o que nós e os outros estamos sentindo

	Para nossa saúde fisiológica
Melhora a função cardiovascular	Melhora a pressão arterial e os níveis de colesterol e promove uma melhor comunicação entre o cérebro e o coração
Reduz a inflamação	Regula uma área nos genes por meio do controle epigenético que é responsável pela resposta inflamatória, o que significa menos inflamação
Previne e combate infecções	Melhora nossa função imunológica, o que reduz o risco de infecções e fortalece nossa recuperação de várias doenças
Retarda o envelhecimento	Otimiza a enzima telomerase, que repara e mantém nossos telômeros (as extremidades de nossos cromossomos), aumentando assim a saúde celular e diminuindo o envelhecimento celular
	Para desafios comportamentais
Reduz o estresse e a ansiedade	Reduz os níveis do hormônio do estresse (cortisol) e acalma a amígdala, diminuindo seu tamanho
Previne a recaída da depressão	Permite o reconhecimento dos sinais de depressão, de modo que uma intervenção precoce possa ser iniciada para evitar o retorno da depressão
Ajuda a tratar distúrbios alimentares	Pode permitir maior sintonia com o corpo, tornando a alimentação mais fisiológica do que psicológica
Ajuda a evitar a recaída de vícios	Aumenta a autoconsciência e diminui a liberação de dopamina, o neurotransmissor do circuito de recompensa que está envolvido no vício, o que favorece a diminuição do desejo e resulta em menor vulnerabilidade ao vício

Esses benefícios, por sua vez, têm efeitos positivos profundos em nosso funcionamento executivo, resiliência emocional e cognitiva (com o crescimento de circuitos cerebrais mais integrados), foco de atenção e eficiência cognitiva e memória aprimorada. Tais benefícios ajudam a explicar por que tantos líderes corporativos estão interessados em implementar ofertas de atenção plena para seus funcionários. Empresas como Aetna Insurance, Ford, Google, General Mills, Target, Eileen Fisher e Starbucks não estão apenas incentivando a atenção plena como também oferecendo treinamento a milhares de funcionários. A Nike, a HBO, a AOL, o Deutsche Bank e a Procter & Gamble oferecem salas silenciosas para cochilos, orações e meditação, bem como aulas de meditação e ioga. A McKinsey & Company adotou a meditação como parte de sua estratégia de RH e está desenvolvendo programas de meditação e autoanálise para uso interno, bem como para alguns de seus clientes. Há dez anos, no Mindsight Institute, nosso público principal era formado principalmente por profissionais de saúde mental, e, atualmente, nosso público é composto por uma gama diversificada de pessoas de várias áreas, incluindo educação, negócios, direito, governo e tecnologia.

Da mesma forma, programas como o MindUP de Goldie Hawn estão levando a atenção plena a milhões de crianças em todo o mundo, inclusive nos Estados Unidos, Canadá, Reino Unido, Sérvia, México, Hong Kong, Austrália e Nova Zelândia. Além disso, temos uma grande variedade de aplicativos de meditação para escolher, muitos dos quais servem de lar para milhões de meditadores em quase todos os países do mundo.

À medida que o interesse pela atenção plena cresce e continua a ser implementado nos distritos escolares dos Estados Unidos, os programas precisam ser sensíveis às populações que estão atendendo, incluindo grupos raciais e étnicos minoritários. A cientista pesquisadora Sará King estuda as experiências de jovens negros urbanos com ioga e meditação em intervenções baseadas na escola e seu impacto sobre o estresse e o bem-estar, e relações interpessoais. Ela explica que os intervencionistas nas escolas precisam ser capazes de se relacionar efetivamente com alunos de populações diversas. Isso é importante não apenas para os programas de atenção plena nas escolas, mas em todas as nossas comunidades de meditação, conforme mencionado anteriormente.

Estabelecendo um Plano Sustentável de Prática de Consciência Plena (MAPP)*

Pode ser um desafio manter uma prática de atenção plena ao longo do tempo. Intervalos de dias, semanas, meses ou até anos não são incomuns. Também não é incomum tentar um tipo de meditação e depois desistir por vários motivos, inclusive por achar que não está funcionando ou que não precisa mais dela, já que as coisas estão melhorando em sua vida. Cuidar de nossa mente pode ser como cuidar de nosso corpo;

Sabemos o que temos de fazer, mas fazer é outra questão. Sabemos que é bom para nós, sabemos por que é bom para nós, mas ainda assim é difícil. Um obstáculo comum ao estabelecimento de uma prática regular de meditação é a preocupação com o espaço físico para meditar. Razeea Lemaignen, de Londres, consultora de saúde e bem-estar da GlaxoSmithKline, me disse que uma coisa que ela enfatiza para os quase 100 mil funcionários da empresa em todo o mundo é a importância de superar a "barreira do espaço". Ela incentiva a meditação no local onde o estresse está ocorrendo: "Não há necessidade de separar a meditação do estresse". Muitos de nós podem pensar que precisam se retirar para o jardim ou para um local tranquilo para meditar, mas nem sempre temos essa opção. Lemaignen também discute a importância de superar a "barreira do afeto". Ela explica a seus alunos que eles provavelmente não terão um momento incrível de "ahá" que resolverá todos os seus problemas, mesmo assim "uma pequena redução no estresse se traduz em um enorme impacto no acesso aos seus recursos e oferece uma maneira de dar o melhor de si na situação".

Cathy está na casa dos quarenta anos e, no dia em que nos conhecemos, estava usando uma camisa verde brilhante estampada com árvores, claramente uma amante da natureza. Com seu entusiasmo, aperto de mão firme e presença confiante, prancheta na mão, ficou evidente desde o momento em que a conheci que ela pode fazer qualquer coisa que se proponha a fazer. Ela trabalhou doze horas por dia durante quinze anos para construir seu negócio de paisagismo. Quando se trata de atenção plena, ela

---

* Em inglês, Mindful Awareness Practice Plan.

diz: "Eu me sinto um fracasso. Sou uma grande desperdiçadora de tempo. Não tenho disciplina quando se trata de equilíbrio na vida; sou o epítome da falta de atenção plena". No final de nossa entrevista, ela estava tão entusiasmada com a perspectiva de ter uma prática de meditação que perguntou se poderíamos fazer uma verificação a cada duas semanas e, enquanto isso, ela experimentaria um aplicativo de meditação chamado Headspace.

Mandei uma mensagem de texto para Cathy na manhã do dia agendado para a verificação para saber o horário e não obtive resposta. Um dia depois, recebi uma mensagem de texto: "Que tal agora?". Eu disse que poderia funcionar e, brincando, acrescentei que me parecia irônico que alguém que resiste à atenção plena estivesse tão no momento. Ela disse: "Não é que eu esteja resistindo. É mais negligência", o que, é claro, pode ser uma armadilha para muitos de nós. Em nossa verificação, Cathy disse que, quando se sentava para meditar, se pegava fazendo listas e pensava consigo mesma: "Tenho certeza de que fazer listas não é o que a meditação é". À medida que conversávamos mais, ela percebeu que a razão pela qual não estava priorizando uma prática é que ela precisa primeiro tirar um certo número de "tarefas da vida" do caminho, desde consertar sapatos até marcar o encanador.

No final de nossa verificação, solicitei que, nas duas semanas seguintes, Cathy meditasse por um minuto todos os dias. Ela disse que de fato poderia se comprometer a meditar por dez minutos por dia. Progresso, eu pensei: Que bom! Quatro dias depois de assumir seu compromisso, Cathy me mandou uma mensagem dizendo que já havia assistido a alguns vídeos de meditação. Muito animador! Um mês depois de nosso primeiro encontro, Cathy mandou uma mensagem dizendo que estava ouvindo várias outras meditações conduzidas por diferentes professores. Fico feliz em informar que agora, dez meses depois de nosso primeiro encontro, ainda recebo atualizações regulares de Cathy – todas encorajadoras – enquanto ela continua sua prática diária de meditação.

Então, como colocar seu próprio plano em prática, de preferência antes de precisar desesperadamente dele? A atenção plena é um estilo de vida que pode melhorar cada momento de nossa vida: não é algo que deva ser mantido em reserva para nos socorrer quando estivermos em uma crise, embora certamente seja muito útil em tempos difíceis. Aqui está tudo de que você precisa em uma tabela para criar seu próprio MAPP sustentável:

CRIAÇÃO DE UM PLANO SUSTENTÁVEL DE PRÁTICA DE CONSCIÊNCIA CONSCIENTE (MAPP)	
Quem?	Você. Apareça. Sua intenção sincera. Comprometa-se.
Por quê?	Conheça suas motivações. O que tem significado para você?
Quando?	Descubra seu tempo ideal de prática. De dia ou de noite.
Onde?	Crie seu espaço. Quase qualquer lugar funciona.
O quê?	Determine sua "entrada". Simplesmente faça isso.
Como?	Grampeie-o. Conecte-o a algo que já esteja fazendo regularmente. Pequenos passos.
Por quanto tempo?	12 a 15 minutos por dia.

Como posso ter tanta certeza de que esse plano funcionará para você? Porque você é a criadora de todas as suas características e, até agora, todos os alunos dos meus workshops saíram com um plano! Você tem um convite permanente para experimentá-lo – sempre que estiver pronta para se comprometer.

A primeira pergunta é: **Quem?** Tudo começa com você, sua intenção e sua capacidade de se comprometer agora ou quando chegar a hora. Gretchen Rubin, escritora e autoproclamada "ditadora da felicidade", diz que, quando ela define uma intenção, como correr toda semana, não toma essa decisão semana após semana. Ela a define para ser repetida semanalmente. Dessa forma, é apenas uma decisão. Isso pode ser especialmente eficaz para aqueles de nós que se deparam com todo tipo de resistência pela manhã, como: *não tenho tempo para me exercitar hoje, está chovendo* ou *estou muito ocupada*. Se essa única decisão tiver sido definida, é mais provável que honremos nossa intenção. Rubin também marca um horário com um parceiro de corrida semanal, seu "motivador externo". Para aqueles de nós que se saem melhor quando precisam prestar contas a alguém, o motivador externo pode fazer a diferença entre seguir adiante ou não.

A segunda pergunta é **Por quê?** Qual é o seu motivo para assumir um MAPP neste momento? Conhecer suas próprias motivações, que são as únicas que importam aqui, permitirá que você se comprometa totalmente. Isso incluirá explorar o que tem significado para você neste momento da sua vida. Falaremos mais sobre isso na parte sobre Propósito. Depois de assumir o compromisso, você poderá não apenas começar com mais facilidade, mas também manter sua prática.

A terceira pergunta é **Quando?** Há três aspectos sobre *quando*: primeiro, se você é nova na atenção plena e deseja iniciar uma prática, será útil escolher um momento para começar que se encaixe não apenas em sua agenda, mas também em sua vida no momento. Dessa forma você terá a melhor chance de iniciar e manter a prática. Como já mencionei, muitos de nós pensamos seriamente em começar ou retomar uma prática quando realmente precisamos dela, como quando recebemos um diagnóstico médico alarmante ou durante a época de maior movimento no trabalho. Considere começar em um momento em que não esteja em modo de crise, em um momento em que tenha espaço mental para isso. Estabelecer sua intenção é o ponto de partida, e é importante estar "totalmente envolvida" para que você possa realmente se comprometer.

Em segundo lugar, todos nós temos um horário ideal, seja durante o dia ou à noite, em que preferimos praticar. Embora isso possa mudar com o tempo, pelo menos no início pode ser útil ter o mesmo horário todos os dias, na medida do possível. Para mim, o melhor horário é logo pela manhã, quando me sinto revigorada e antes que qualquer coisa possa me atrapalhar.

Terceiro, pode haver um momento em seu dia que poderia ser reaproveitado para se tornar seu tempo de prática. Por exemplo, você pode fazer uma prática de atenção plena durante o trajeto diário no trem ou enquanto passeia com o cachorro.

Depois, há a questão de **Onde?** O local pode variar de um dia para o outro, embora a maioria dos praticantes ache que ter um espaço designado, como uma área tranquila em casa, é útil para ser consistente. Entretanto, também é útil estar aberto a outros lugares para que você possa praticar onde e quando mais precisar durante um determinado dia. Blackburn pratica o que ela chama de *micromeditações* em momentos que, de outra forma, a deixariam entediada ou impaciente, como esperar a decolagem de um avião ou durante uma viagem de ônibus a caminho de uma reunião.

A próxima pergunta é: **O quê?** A atenção plena pode encontrá-la onde você está. *Comece onde você está.* Você tem a oportunidade de "ajustar o tamanho" de sua prática. O que combina com você? Talvez seja ioga, uma caminhada consciente na floresta ou uma prática de meditação sentada.

O que funciona para você em um dia, ou em uma semana, pode não funcionar no dia seguinte. O que funciona para seus colegas de trabalho pode não funcionar para você. Incentivo você a ser paciente consigo mesma enquanto descobre o que funciona melhor para você. É importante que o aplicativo, o podcast, a gravação de áudio ou o vídeo, seja qual for a sua escolha, tenha repercussão em você. Os professores que seu amigo prefere podem não ser os que fazem sentido para você. A gravação que você ouve por três semanas pode não ser a que você escolherá para continuar. O segredo é descobrir seu próprio "caminho" e ajustá-lo ou alterá-lo conforme necessário, sabendo que sua prática evoluirá com o tempo.

Outra coisa que você deve considerar é que sua mente não é a mesma todos os dias. Imagine sua mente como um riacho – na maioria das vezes ela é semelhante dia após dia, mas nunca é exatamente a mesma. Você pode pensar que, com o tempo, sua mente deixará de vagar ou ficará vazia. Embora não fique vazia, ela se tornará mais clara, de modo que, com o tempo, será menos provável que você se deixe levar por distrações.

Depois, há a questão de **Como?** Em meus workshops sobre a criação de um plano sustentável de prática de atenção plena, a perspectiva de "grampear" a prática em algo da rotina diária é uma das características que trazem mais otimismo e satisfação aos alunos. Seus planos variam desde chegar ao escritório dez minutos mais cedo até fazer uma pausa no parque local após a viagem matinal de carro para a escola. Em um workshop recente, Carly mencionou que tem uma agenda extraordinária e uma vida acelerada, mas seu lagarto de estimação, Ruby, depende dela para acender a luz todas as manhãs e apagá-la todas as noites. Por isso, Carly pretende fixar seu tempo de prática em um desses dois horários. A última coisa de que precisamos é de mais uma coisa em nossas listas de tarefas, que já são longas demais, portanto associar nossa meditação a algo que já faz parte de nossa rotina diária parece funcionar bem para muitos de nós.

Por fim, **Quanto tempo?** As pesquisas são inconclusivas, mas foi demonstrado que durações de nove, doze, vinte, vinte e três e trinta minutos diários proporcionam resultados positivos. A pesquisa de Amishi Jha conclui consistentemente que doze a quinze minutos é o ponto ideal para uma "dose mínima eficaz" para que a mudança ocorra em grupos com tempo limitado, como socorristas e militares. Sharon Salzberg, líder em mindfulness, aconselha: "Eu costumo dizer vinte minutos, ou mais, se você puder". Experimente e veja o que funciona melhor para você.

O impacto da divisão de suas sessões em períodos menores ainda está sendo estudado. Pesquisadores da Universidade de Wisconsin estão se perguntando o que é melhor – vinte minutos seguidos, dois segmentos de dez minutos ou quatro segmentos de cinco minutos? A ciência sugere que a consistência é tão importante quanto, se não mais importante do que a duração, portanto mesmo alguns minutos por dia é melhor do que esperar alguns dias até que você tenha mais tempo. A regularidade é fundamental, portanto, mesmo que seja apenas um minuto por dia, tente fazer todos os dias. Algumas pessoas acham útil usar um aplicativo que monitora suas "sequências" (o número de dias consecutivos).

Se um a cinco minutos por dia é seu máximo agora, então esse é seu ponto de partida ideal. Comece onde está. Também pode ser útil mudar seu foco de quanto tempo você passa meditando para quanta atenção plena você traz para sua vida cotidiana. Pergunte a si mesma com frequência: "Qual é a minha capacidade de estar e permanecer presente?". Conforme discutido anteriormente, é importante incorporar e apreciar os modos formais e não formais de cultivar a Presença, pois ambas proporcionam benefícios.

◇◇◇◇◇◇◇◇◇◇◇◇◇

DICAS PARA INICIAR E MANTER SEU PLANO DE PRÁTICA DE CONSCIÊNCIA CONSCIENTE (MAPP)

- Selecione uma data e um horário para começar quando você puder realmente se comprometer.
- Saiba por que esse plano é importante para você.
- Se você interromper sua prática, lembre-se de que sempre poderá começar de novo.
- Acredite em você. Você consegue.

◇◇◇◇◇◇◇◇◇◇◇◇◇

A Presença em resumo

Há um interesse crescente e mundial na atenção plena e em trazê-la para o trabalho e a educação, mas você não precisa de nada sofisticado ou extra para praticar a habilidade da Presença. Você tem tudo de que precisa agora mesmo.

Incluí uma seção "Em resumo" no final de cada uma das quatro partes deste livro. Como advogada, passei anos escrevendo resumos jurídicos para o tribunal que eram tudo menos breves! Garanto que mantive todas as seções "Em resumo" intencionalmente curtas!

A Presença é um estilo de vida. Não se trata de uma ferramenta especial nem de uma solução rápida. Ela se estende além das práticas formais, incluindo ioga e meditação sentada, por exemplo, para as informais, como estar totalmente presente em eventos comuns do dia a dia, como tomar chá ou conversar com amigos. Parece simples: ter Presença é estar ciente, no momento, do que está acontecendo, prestando atenção sem se deixar levar por julgamentos e com bondade para consigo mesmo e para com os outros. Bem... na verdade... talvez isso não pareça tão simples... especialmente quando consideramos como nosso mundo está cada vez mais distraído e como nossa mente funciona, com inúmeros pensamentos e julgamentos repetitivos diariamente, em grande parte sobre o passado ou o futuro. Portanto, é necessário treinamento mental, tanto em práticas formais quanto informais, para aumentar a Presença e otimizar o bem-estar.

Dicas de prática para todas as meditações

Você encontrará duas meditações de atenção plena no final de cada uma das quatro partes do livro. Convido-a a experimentá-las e selecionar as que funcionam melhor para você; muitas delas requerem apenas um ou três minutos. Quando se trata de meditação, todos nós começamos em condições diferentes, com pontos fortes e desafios variados. O tamanho único não serve para todos. Se alguma das práticas lhe agradar, incentivo-a a usá-la ao longo do dia e observar como se sente no final dele. Tente repetir isso diariamente por uma semana. Assim como em nossos treinos

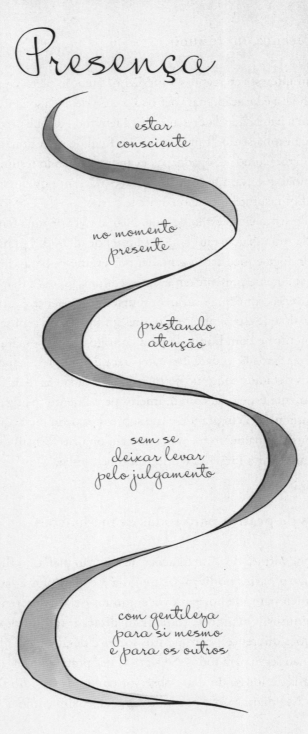

físicos, exercícios diferentes nos atraem em dias diferentes, portanto não desista se o que você escolheu em um dia não for o que quer fazer no dia seguinte. É divertido misturar as coisas. E lembre-se de que não existe uma única maneira correta.

Antes de chegarmos à primeira prática, gostaria de compartilhar a história de Barbara e algumas dicas de prática. Barbara, assistente social em tempo integral em seu município, tem duas filhas adolescentes e dois enteados jovens de seu recente casamento. Em seu jeito direto e sincero, Barbara me disse que, durante anos, estava firmemente convencida de que a meditação "não era sua praia"; ela se considerava a "última pessoa na Terra" a se interessar por isso. Há dois anos, como mãe solteira e com uma carga de trabalho esmagadora, ela percebeu que havia se tornado pouco ativa tanto no trabalho quanto em casa. Ela começou a frequentar um grupo de meditação na faculdade da cidade, mas descobriu que era muito difícil participar pessoalmente com sua agenda de trabalho agitada. Felizmente, a faculdade oferecia algumas meditações pela internet e ela conseguiu encontrar um professor com quem se identificou.

No último ano, Barbara passou a reservar pelo menos dez minutos diários para meditar. Ela estava ansiosa para descrever para mim como a meditação mudou sua vida: "Não sou mais o pequeno general, uma bagunça completa que corre por aí gritando e com raiva". Ela explica que o simples fato de respirar lhe proporcionou o tempo necessário entre o estímulo e a resposta, permitindo que ela controle seu temperamento explosivo: *"A coisa mais importante, surpreendente e crucial para alguém que era volátil e reativo como eu era é que você pode mudar. Isso tem sido incrível. É algo com que você precisa se comprometer. Você não entende como isso será benéfico; é muito difícil ser consistente diariamente, mas vale muito a pena"*.

Se Barbara pode fazer isso, você também pode.

Só mais uma coisa. Cada um de nós é único e pode ter reações diferentes ou inesperadas ao que pode parecer uma prática simples. Portanto, quando alguém a convidar para fazer uma prática de atenção plena, seja sensível ao fato de que pode ser uma experiência desconfortável para você nesse momento, e talvez seja necessário modificar o exercício. Por exemplo, uma pessoa que teve uma experiência de quase afogamento pode ter uma reação adversa a um exercício de consciência da respiração, pois isso pode lembrá-la de uma experiência angustiante que ela ainda não resolveu. Nesse caso, talvez você queira fazer uma modificação e selecionar um foco neutro, como as mãos ou uma vela.

DICAS DE PRÁTICA PARA TODAS AS MEDITAÇÕES

- Saiba que sua atenção se desviará, independentemente da prática que escolher, mesmo em um período de tempo muito curto e mesmo com sua melhor intenção de manter o foco.
- Gentilmente, de forma consistente e contínua, traga sua atenção de volta à respiração ou a outro objeto de sua atenção.
- Considere os sons como pontos de referência para trazer sua atenção de volta, e não como interrupções de sua meditação.
- Seja paciente e gentil consigo mesma. Não há necessidade de se repreender.
- Lembre-se de que, assim que perceber que está distraída, você pode voltar a focar sua atenção e começar de novo.
- Comemore. Estar presente por apenas uma respiração é motivo de comemoração. Não perca essa chance.

Práticas de respiração para redução do estresse

Temos falado que o estresse é parte inerente de uma vida medíocre, portanto a chave é como nos relacionamos com o estresse. Reserve um momento para lembrar de uma situação estressante. Talvez você tenha acabado de receber a notícia de um resultado ambíguo e assustador de uma biópsia, ou sua empresa tenha acabado de anunciar que vai se mudar, ou sua filha tenha caído do balanço no parquinho da escola. Cada um de nós sente o estresse de maneira diferente – alguns podem dizer "um peso no peito", "um nó no estômago" ou "o coração batendo forte". Os exercícios de respiração têm sido usados há milhares de anos na tradição iogue para obter determinadas respostas fisiológicas positivas. Mesmo os exercícios mais curtos e simples de respiração consciente podem produzir resultados que você perceberá imediatamente. Por que isso acontece? Porque a maneira como controlamos nossa respiração é regulando nosso sistema nervoso autônomo, o que nos ajuda a criar um estado de calma.

Por exemplo, uma forma de prática da respiração envolve a alteração da proporção da duração da inspiração e da expiração. *Sempre que expiramos por mais tempo do que inspiramos, nosso corpo entra em estado de relaxamento.* Na próxima vez que tiver que dar um telefonema difícil ou tiver duas crianças famintas e fora de controle, experimente esta prática de respiração: inspire por quatro segundos e expire por sete segundos. Isso às vezes é chamado de Prática de Respiração 4-7.

Estudos também mostram que o simples fato de estar ciente da sensação da respiração ajuda a acalmar a mente, mesmo sem controlá-la, como descrito acima. Essa forma de prática da respiração envolve concentrar a atenção na percepção da inspiração e da expiração. Perceber o ar frio ao inspirar e o ar quente ao expirar pode ajudá-la a manter o foco na respiração, uma respiração de cada vez. Isso às vezes é chamado de prática de respiração fria e quente. Você pode preferir se concentrar no movimento do abdome para dentro e para fora ou na respiração do corpo inteiro.

Fique com o que está acontecendo no momento. Continue fazendo isso por um ou dois minutos, ou mais, se o tempo permitir. Repita conforme necessário durante o dia. Observe como se sente durante e após essas práticas simples de respiração. Você provavelmente notará que seu corpo está relaxando. Também é provável que se sinta mais calma e confiante de que agora pode lidar melhor com o desafio que tem pela frente. Lembre-se das Dicas de Prática mencionadas anteriormente – sua mente provavelmente ficará divagando, e não há problema nisso. O importante é trazer sua atenção de volta à respiração. Quando perceber que sua mente se distraiu, você estará ciente do que a distraiu, ou seja, do que está em sua consciência. Ótimo! Agora é hora de redirecionar seu foco de atenção de volta para a respiração. Não quero ser técnica demais, mas redirecionar o foco da atenção significa deixar de lado a distração e concentrar-se na respiração. Para algumas pessoas, nomear o tipo geral de distração ajuda (por exemplo, "pensar", "lembrar" ou "sentimento").

PRÁTICA DE RESPIRAÇÃO 4-7 PARA REDUÇÃO DO ESTRESSE

- Coloque-se em uma posição confortável e digna, com os olhos fechados ou o olhar desviado.
- Leve sua consciência para a respiração.
- Inspire contando até quatro, sentindo sua respiração.
- Expire contando até sete, sentindo sua respiração.
- Repita por um ou dois minutos a qualquer momento, conforme necessário e de acordo com seu tempo.

Prática para acalmar o crítico interior

Já falamos sobre nosso crítico interior, então agora é um bom momento para introduzir uma prática de atenção plena chamada Acalmando o Crítico Interior, que adaptei do trabalho da líder de atenção plena Sharon Salzberg.

ACALMANDO O CRÍTICO INTERIOR

1. Coloque-se em uma postura confortável, porém digna, com os olhos fechados ou o olhar desviado.
2. Lembre-se de uma emoção angustiante que você sentiu recentemente. Medo? Raiva? Outra coisa?
3. Observe como você se sente em relação a essa emoção. Você não gosta de si mesma por causa dela? Você acha que deveria ter sido capaz de evitar que ela surgisse? Você se sente envergonhada por ela?
4. Troque a palavra *ruim* por *doloroso*. Reconheça que o sentimento difícil é um estado doloroso. Veja o que acontece com seu relacionamento com esse sentimento quando você o reformula.

5. Observe como essa emoção é sentida em seu corpo quando você começa a lidar com ela com alguma bondade e compaixão. Observe as várias sensações; a dor está lá e a compaixão a envolve.
6. Se a sensação de *maldade* voltar e você se pegar sendo crítica e dura consiga mesma, substitua isso por compaixão por si mesma.
7. Reflita sobre o fato de que você não pode evitar o surgimento de sentimentos negativos. Você não precisa ser dominada por eles, agir de acordo com eles ou sentir-se envergonhada se os tiver. Reconheça que essa é a natureza das coisas, tanto para nós quanto para os outros.
8. Comprometa-se a perceber os sentimentos negativos mais rapidamente, reconhecendo sua natureza dolorosa, tendo compaixão por si mesma e deixando-os ir.
9. Quando estiver pronta, abra os olhos lentamente.

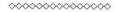

PARTE 2

Presença e Propósito

*Sucesso é gostar de si mesmo,
gostar do que faz e gostar de como faz.*
MAYA ANGELOU

O PRIMEIRO P É DE PROPÓSITO, QUE NOS DÁ UM SENSO DE SIGNIFICADO em nossas vidas. Há 2.300 anos, Aristóteles perguntou: "Qual é o *objetivo* final da atividade humana?". Sua conclusão foi a felicidade, mas um certo tipo de felicidade que vem da realização de nosso próprio potencial verdadeiro, nossas capacidades únicas, o que ele chamou de *daimon*. Aristóteles comparou um estado autotranscendente de *eudaimonia*, um estado de florescimento humano decorrente da busca de metas de longo prazo que dão propósito à vida (sobre as quais falarei aqui), com a *hedonia* de autoaprimoramento, a felicidade de curto prazo que proporciona um choque de dopamina.

É claro que na época não havia ciência disponível para testar a afirmação de Aristóteles – nem ensaios randomizados nem ressonância magnética. Atualmente as pesquisas demonstram que nossos corpos preferem a felicidade altruísta e eudaimônica, que tem a ver com trabalho árduo e engajamento intencional. Embora isso implique esforços que podem ser estressantes no curto prazo, no longo prazo a felicidade eudaimônica tem um impacto positivo sobre nossa saúde física geral de mais maneiras do que a hedonia, que é mais autoajuda. Como Sanjiv Chopra e Gina Vild explicam em *The Two Most Important Days* (*Os dois dias mais importantes*), "Se você tentar buscar a felicidade sem ter uma ideia clara do que é felicidade, estará fadado ao fracasso, porque tende a buscar coisas que são efêmeras e proporcionam apenas prazer em curto prazo. *Quando você aborda a felicidade entendendo que ela está ligada a um propósito e a contribuir de alguma forma para a melhoria das pessoas ao seu redor, você terá sucesso.*

A felicidade é uma escolha (um lembrete para você).

Por que nossos corpos prefeririam Propósito, gratificação adiada e todo o esforço da eudaimonia? Uma teoria, de acordo com o professor de psiquiatria Steve Cole, é a de que, se a maior parte da nossa felicidade é derivada do bem-estar hedônico, então, quando as coisas não vão bem e nos sentimos infelizes, isso ameaça tudo aquilo de que derivamos nosso senso de felicidade. Por outro lado, se o que valorizamos e para o que trabalhamos é uma causa, a serviço dos outros e de algo maior do que nós mesmos, então os eventos ruins não nos ameaçam tanto, porque nosso valor está em um Propósito que perdurará e continuará além de nossa vida.

O pesquisador sobre Propósito William Damon, em seu livro *The Path to Purpose*, afirma: "O propósito dá a uma pessoa alegria nos bons momentos e resiliência nos momentos difíceis, e isso se aplica a toda a vida". Nossas vidas são complexas e cheias de nuances, e todos nós temos dias difíceis, desanimadores e estressantes, mas o Propósito pode nos manter firmes durante os momentos mais desafiadores.

> *A felicidade é uma escolha.*
> –SANJIV CHOPRA E GINA VILD

Aqui está um exemplo de Propósito da conversa do cientista comportamental Victor Strecher com Natalie Stavas, pediatra do Boston Children's Hospital. Ela estava correndo a Maratona de Boston em 2013 e estava a 800 metros da linha de chegada quando ouviu uma forte explosão acompanhada de gritos. Naquela fração de segundo, enquanto a maioria das pessoas estava fugindo da área da explosão, Natalie correu em direção a ela. Ela pulou as barreiras da corrida para tratar de quatro vítimas – três delas sobreviveram. Ela foi aclamada como heroína pelo presidente Barack Obama, mas sente que suas ações não foram nada especiais – apenas um reflexo de quem ela é. Ironicamente, mesmo para aqueles cujos chamados podem potencialmente colocar suas próprias vidas em risco, ter um senso de Propósito os mantém mais felizes e saudáveis em geral.

O que é Propósito?

Vamos começar com a definição que é comumente usada na literatura psicológica: "Propósito é um objetivo de vida central e auto-organizado que estabelece e estimula metas, gerencia comportamentos e proporciona um senso de significado". Eu sei. É assim que os pesquisadores falam. Vamos detalhar isso. Pense na primeira característica, um "objetivo de vida", como uma *preocupação final* ou *uma intenção geral*. É a resposta a perguntas como "O que é mais importante para você e por quê?" e "O que o faz levantar da cama de manhã?".

A segunda característica, "estabelece e estimula metas", refere-se à maneira como ter Propósito nos proporciona metas. Não estou me referindo a qualquer meta, mas às nossas metas amplas, valorizadas, nobres ou *de ordem superior*, que são centrais para nossa identidade e impregnadas de significado pessoal que nos energiza. Uma meta valorizada não precisa ser grandiosa ou global para aumentar nosso bem-estar; no entanto, ela nos motiva a fazer algo que terá uma consequência além de nós mesmos. Damon explica que nosso Propósito não precisa ser heroico, exigindo aventuras que coloquem a vida em risco, mas pode "*ser encontrado na estrutura cotidiana da existência comum*". Exemplos de Propósito incluem uma mãe que cuida de seu filho, um cidadão que faz campanha para um candidato com o objetivo de melhorar a vida da comunidade e um professor que instrui os alunos. Dedicar tempo, cuidado e esforço à caridade, aos amigos, à família, às comunidades e aos nossos locais de trabalho são outros exemplos. Nossas metas valorizadas são diferentes das metas específicas que proporcionam uma maneira de alcançar nosso Propósito, como obter a educação de que precisamos ou criar um programa de reciclagem em nosso bairro.

A terceira característica, "gerencia comportamentos", significa que o Propósito fornece a direção de uma vida em direção às nossas metas valiosas, o que, por sua vez, orienta nossos esforços diários. Isso requer a alocação inteligente de nossos recursos pessoais finitos (pense em tempo e atenção).

Por fim, a quarta característica do Propósito, um "senso de significado", refere-se a uma vida que vale a pena ser vivida. Todos nós provavelmente conhecemos exemplos de pessoas que abandonaram os negócios, a advocacia, a medicina, as forças armadas e outras "carreiras aparentemente sólidas" – elas não fracassaram aos olhos do mundo, mas sentiram que estavam fracassando miseravelmente. Por quê? Nunca tiveram a sensação de que estavam fazendo algo que realmente importava para elas ou para o mundo. Como diz Damon, "muitas vezes são as pessoas que parecem estar mais no caminho certo que expressam as dúvidas mais graves". A definição de propósito de Damon deixa clara a importância de ter um Propósito que alcance o mundo além de nós mesmos, implicando o desejo de fazer a diferença no mundo: *Propósito é uma intenção estável e generalizada de realizar algo que seja ao mesmo tempo significativo para o indivíduo e consequente para o mundo além do indivíduo*.

Shirley estava aproveitando sua vida como dançarina e cantora quando, aos dezenove anos, recebeu o diagnóstico de sarcoma osteogênico e foi informada de que tinha de três a seis meses de vida. Por fim, sua perna teve de ser amputada. Shirley disse que, durante anos, encheu a perna da calça com meia-calça recheada e colocou um sapato nela, até que se juntou a um grupo de meditação em sua igreja local e finalmente conseguiu, depois de cinco anos, aceitar o que havia acontecido. Enquanto estava internada, ela observou que algumas enfermeiras não eram muito atenciosas e não queriam conversar com pacientes com doenças terminais, e até mesmo os colocavam mais longe dos postos de enfermagem. Isso motivou Shirley a se tornar enfermeira, e ela encontrou seu propósito ao cuidar de seus pacientes da maneira como gostaria de ter sido cuidada. Até hoje, trinta anos depois, Shirley pratica meditação e ioga.

O propósito pode nos centralizar, dar direção, energizar e motivar – tudo isso dá sentido à nossa vida diária. O propósito também nos dá satisfação quando atingimos nossas metas e persistência quando encontramos obstáculos. Se sua vida for como a minha, ao final de um dia agitado, cheio de surpresas, contratempos e incêndios, como diriam meus ex-colegas do setor de litígio, não é incomum se concentrar mais no que não foi feito. Ter um Propósito nos concentra no que é mais importante e nos mantém em movimento em direção à realização de nosso Propósito, de modo que possamos nos sentir realizados em nossas vidas em vez de derrotados e esgotados, especialmente quando enfrentamos contratempos e desafios.

Você pode estar se perguntando se existe diferença entre significado e Propósito. Os conceitos de significado e propósito estão interligados e são frequentemente usados de forma intercambiável. No entanto, na literatura da psicologia, eles são construções separadas. Propósito refere-se a ter uma direção e é mais orientado a metas, embora o que é pessoalmente significativo impulsione nosso Propósito. O sentido da vida, por outro lado, é frequentemente considerado como tendo três facetas: a vida de uma pessoa ter valor ou significado, ter um Propósito na vida e a vida de uma pessoa ser coerente, ou seja, "fazer sentido". É muito difícil para mim, como perfeccionista, escrever sobre qualquer tópico sem me deixar levar completamente, mas basta dizer que o Propósito fornece significado e direção para nossas vidas, e o que é pessoalmente significativo para nós informa o Propósito de nossa vida.

Viver com consciência de nosso Propósito na vida é viver com Presença. É o oposto de viver no piloto automático. Os pesquisadores Frank Martela e Michael Steger descrevem isso da seguinte forma: "A eficácia de um determinado propósito depende de seu escopo, de sua força e de sua presença na consciência das pessoas". Não é incomum vivermos no piloto automático por anos, talvez em busca de objetivos que antes faziam sentido para nós, mas que agora não fazem mais. A Presença é fundamental para entrar em contato com o que é significativo para nós neste momento.

A Presença e o Propósito podem nos centralizar quando nossas expectativas não são atendidas ou quando surge algum outro desafio. Aqui está um exemplo de minha própria vida. Há alguns anos, eu estava voltando de uma viagem de negócios depois de vários dias e estava ansiosa para sair para passear com nosso filho, Alex, assim que chegasse em casa. Mas quando cheguei ele não queria sair para caminhar; preferia desenhar em seu bloco de anotações. Eu tinha uma imagem do futuro imaginado que não aconteceria, então, felizmente, tirei um momento para voltar a entrar em contato com o presente – e com meu Propósito maior. Depois de me reconectar com meu Propósito – ser uma mãe engajada e amorosa –, pude me sentir mais à vontade. Depois de alguns minutos, eu me senti muito mais calma e nós dois nos divertimos desenhando e ficando juntos em casa.

Buscar x ter um propósito na vida

Na literatura da psicologia sobre Propósito ou significado, dois componentes são discutidos: (a) busca e (b) presença de. A razão para isso é que eles estão associados a diferentes resultados em diferentes faixas etárias. A *busca* pelo Propósito geralmente está associada ao bem-estar principalmente na adolescência e no início da vida adulta (que, segundo pesquisas, se estende por mais anos do que nunca – talvez até os trinta e poucos) e em qualquer idade durante os períodos de transição em nossas vidas, enquanto a *presença* do Propósito está associada ao bem-estar durante toda a vida. As pesquisas sugerem que os adolescentes e os jovens adultos precisam apenas sentir que têm a vontade (como no impulso ou na motivação) de alcançar seu objetivo final; ou seja, eles não precisam acreditar que sabem como fazer para se sentirem satisfeitos com suas vidas. No entanto, isso muda mais tarde, na idade adulta jovem, quando a relação entre Propósito e satisfação com a vida é mediada pela crença de que *temos a vontade e sabemos como alcançar nosso objetivo final*. Em termos simples, *na idade adulta, torna-se importante ter não apenas uma vontade, mas também um caminho para atingir as metas da vida*. Não é de surpreender que estudos confirmem que *altos níveis de busca por Propósito e significado com baixos níveis de Presença estão associados a mais ansiedade e estresse geral*.

Como todos nós esperamos desfrutar de uma vida saudável mais longa, há maior probabilidade e oportunidade do que nunca de nos encontrarmos em busca de novos propósitos na vida muito além da adolescência e da idade adulta jovem. Muitos de nós teremos várias carreiras e mais de um parceiro ou família durante nossa vida mais longa. Teremos também mais oportunidades de buscar novos interesses e realizar projetos que nos darão significado. Quando fizermos essas mudanças na vida – e falaremos mais sobre mudanças na Parte 3, sobre Pivotamento –, provavelmente nos encontraremos buscando um novo Propósito, que, em última análise, precisará ser acompanhado não apenas por encontrarmos esse Propósito, mas por termos uma maneira de realizá-lo. Um estudo sobre "9-enders" (indivíduos que terminam uma década, com idades de 29, 39, 49 etc.) descobriu que, como eles tendem a se concentrar mais no envelhecimento, provavelmente relataram mais busca de significado na vida. Por que não ter sempre essa mentalidade dinâmica?

O simples fato de ter um Propósito, ou seja, a presença do Propósito, não é suficiente. O que é responsável por uma sensação de bem-estar é ter a capacidade de tomar providências – ou pelo menos conhecer as providências que podemos tomar – para nos conectarmos ao nosso Propósito. Em outras palavras, precisamos ter um plano ou agir na direção do cumprimento de nosso Propósito.

A coerência é um aspecto do significado que os cientistas também chamam de nossa *narrativa autobiográfica*. Basicamente, significa dar sentido à nossa vida ou conhecer a história de nossa vida. Estamos sempre tentando conhecer e dar sentido à nossa própria narrativa. Afinal de contas, somos chamados de *Homo sapiens sapiens*, aqueles que "sabem e sabem que sabem". No entanto, poderíamos ser chamados com a mesma precisão de "aqueles que contam histórias". Conhecer nossa narrativa nos ajuda a entender onde estivemos e para onde estamos indo; ela une nosso senso de identidade do passado, presente e futuro. Quando tomamos consciência de nossa própria história, podemos começar a perceber e apreciar nosso potencial único, sair de nosso próprio caminho e abraçar nosso propósito na vida.

Qual é a sua história?

Para descobrir a história de sua vida, comece olhando para seu passado e futuro. Esse é o tipo de viagem mental intencional no tempo que mencionei anteriormente e que nos serve muito bem. Não podemos viver plenamente no presente sem ter aproveitado essa incrível capacidade que nossos cérebros têm de olhar para o nosso passado a fim de entender como ele se relaciona com nosso presente e futuro. Todos nós carregamos conosco os fardos do passado. Por mais intuitivo que possa parecer, *para estarmos plenamente no presente, precisamos ter um sólido domínio não só do nosso passado, mas também do nosso futuro previsto*. O propósito nos ajuda a entender onde estivemos e para onde estamos indo, unindo nosso senso de passado, presente e futuro.

É somente quando olhamos para o nosso passado que podemos realmente entender nossas vidas. Como disse Steve Jobs: "Você não pode ligar os pontos olhando para a frente; você só pode ligá-los olhando para trás. Portanto, é preciso confiar que os pontos se conectarão de alguma forma em seu futuro. Você precisa confiar em algo – seu instinto, destino, vida, carma, o que quer que seja". Quando olhamos para trás em nossas vidas, partes aparentemente díspares são frequentemente vistas como conectadas a um fio, um objetivo central auto-organizado, um Propósito. É aquilo para o qual gravitamos e que valorizamos que conecta nossa narrativa e no qual encontramos nosso significado e Propósito na vida. Reserve um momento para pensar em dois ou três capítulos de sua própria vida que não pareciam se encaixar na época, mas que agora, em retrospectiva, você pode ver que podem estar relacionados ou ser coerentes.

Se não formos capazes de dar sentido às nossas experiências de vida, inclusive à nossa infância, então nossa narrativa parecerá fragmentada. Isso é importante porque o passado pode estar limitando nossa perspectiva quando se trata de antecipar o futuro; às vezes vivemos com uma perspectiva aprisionadora. Compreender o passado é essencial para nos livrarmos de julgamentos no presente e sermos liberados para o futuro, de modo que possamos continuar a viver de acordo com nosso Propósito. A história da minha vida começou em uma fazenda de gado leiteiro no vilarejo de Darien, Wisconsin, com 803 habitantes (setecentos dos quais são vacas, como Dan gosta de salientar). Meus pais eram produtores de leite de quarta geração. Eu era a mais velha de quatro irmãos, seguida por dois irmãos e, finalmente – meu sonho realizado – uma irmãzinha. Minha mãe tinha muitas regras, uma das quais, para meu desgosto, era meninos fora, meninas dentro. No entanto, eu tinha um trabalho delicioso e diário fora de casa: ir ao galinheiro para coletar e contar os ovos.

Quando eu estava no primeiro ano do ensino médio, um telegrama chegou à nossa fazenda em um dia de primavera dizendo: "Caroline Welch foi alocada com uma família em Shiraz, no Irã, para passar o verão como parte do nosso Programa de Serviço de Campo Americano". Eu não havia mencionado o programa para meus pais, achando que era improvável que fosse selecionada, então por que tumultuar as coisas? Eles ficaram alarmados e, assim que a notícia se espalhou, tiramos a *Encyclopedia Britannica* da prateleira, localizamos o Irã no mapa e começamos a aprender sobre o país que meus pais conheciam como Pérsia. Ninguém da minha família jamais havia entrado em um avião, portanto a ideia de eu voar para Teerã, pegando e deixando estudantes de intercâmbio em Nova York, Istambul e Beirute ao longo do caminho, era aterrorizante. No final, meus pais permitiram que eu fosse, meu pai levou alguns bezerros ao mercado para custear a passagem aérea e lá fui eu para um verão que mudou minha vida.

Certamente, quando fui para o Irã, eu não estava pensando em como essa experiência se encaixaria no Propósito da minha vida, mas, em retrospecto, consegui ligar alguns pontos. Houve vários empreendimentos ao longo do caminho, e, olhando para trás, posso ver que um dos propósitos de minha vida, desde o início, foi o aprendizado contínuo. Ao voltar do Irã, percebi que aprendi mais naquele verão do que em todos os meus anos anteriores na escola. Isso fez com que eu continuasse a buscar novos desafios em ambientes diversos, desde ser um dos quatro alunos brancos que frequentavam a Universidade Estadual de Grambling, historicamente negra, na Louisiana, até trabalhar no Japão por três anos e visitar outros países. Agora, completei o círculo, começando com minha introdução à meditação no Japão, há quarenta anos, até o objetivo do meu trabalho atual no Mindsight Institute de sintetizar e resumir a ciência mais recente sobre mindfulness para aplicação prática em nossas vidas. É quase como se eu tivesse um plano, mas não tinha. No entanto, como acontece com os empreendimentos e experiências de sua própria vida, ao analisá-los, você provavelmente encontrará uma conexão que agora faz sentido.

Os benefícios do Propósito para a saúde

Todos nós conhecemos os riscos à saúde decorrentes do uso do tabaco, da má alimentação, do sedentarismo, do estresse ruim e de outros fatores do estilo de vida que contribuem para cerca de metade das doenças e da morte precoce, mas você já ouviu falar dos riscos à saúde associados à ausência de Propósito ou significado na vida? As pesquisas atuais mostram que a falta de Propósito em nossas vidas está contribuindo pelo menos tanto para as doenças e a morte prematura quanto esses outros fatores.

Imagine um novo medicamento no mercado que nos torne robustos para que vivamos mais tempo, desfrutemos de uma velhice mais feliz, retenhamos melhor nossa memória e tenhamos mais chances não apenas de sobreviver a um diagnóstico assustador, mas de prosperar. Parece bom demais para ser verdade? Interessada em saber mais? Na verdade, não se trata de um novo medicamento milagroso; é um Propósito. As pesquisas mostram que alguns dos benefícios para a saúde de viver com Propósito incluem o acréscimo de anos à nossa vida, a redução do risco de ataque cardíaco e derrame, a redução do risco da doença de Alzheimer em mais da metade, a reparação de nossos cromossomos, o aumento do colesterol bom e a ajuda para relaxar durante o dia e dormir melhor à noite.

A pesquisa sobre significado e propósito tem suas raízes nas experiências do psiquiatra vienense Viktor Frankl, sobrevivente do Holocausto e prisioneiro do campo de concentração nº 119104. Frankl detalhou suas experiências em seu livro de memórias, *Em Busca De Sentido: Um psicólogo no campo de concentração*, e é amplamente reconhecido por chamar a atenção para o significado da vida na psicologia com o desenvolvimento da logoterapia (*terapia do significado*). Nos campos de concentração, Frankl notou que seus companheiros de prisão que tinham um senso de significado demonstravam maior resistência à tortura, ao trabalho escravo e à fome do que aqueles que não tinham um senso de significado. Ele encontrou alguma explicação para esse fato nas palavras de Friedrich Nietzsche, segundo as quais aqueles que têm um *porquê* para viver podem suportar quase *qualquer coisa*.

Um forte senso de Propósito também está associado a um maior significado na vida, à felicidade, à autoestima e à capacidade de ver os objetivos como desafios e não como ameaças. Além disso, como a jornalista Barbara Hagerty destaca em *Life Reimagined* (Vida reimaginada), "*O propósito na vida é mais importante do que a educação ou a riqueza para determinar a saúde e a felicidade a longo prazo*" (um lembrete para você). E, não importa a idade, com Propósito, temos a capacidade de processar informações negativas de forma mais positiva, porque somos mais capazes de ver os desafios da vida em um contexto mais amplo.

O Propósito em nosso trabalho

Um estudo do Sistema de Saúde da Universidade de Michigan avaliou o senso de propósito em funcionários de limpeza de hospitais e descobriu que aqueles que se sentiam parte da equipe médica apresentavam maior satisfação no trabalho e uma conexão psicológica mais profunda com suas tarefas. Existe uma relação entre como os colegas fazem as pessoas se sentirem em relação ao seu trabalho e o senso de autoestima dos indivíduos. Não apenas nos hospitais, mas nos ambientes profissionais em geral, os indivíduos apreciam o reconhecimento e o fato de serem valorizados como parte de uma equipe maior.

Encontrei vários exemplos de mulheres de todo o mundo que mudaram de emprego para ter mais Propósito em seu trabalho. Em Istambul, entrevistei três mulheres que agora trabalham em um grande hospital e que anteriormente tinham carreiras em publicidade, hospitalidade e finanças, respectivamente. Uma delas, Beyza, descreveu da seguinte forma a diferença que experimentou em seu novo cargo: "Eu estava me sentindo claustrofóbica no banco... agora todos ao meu redor estão tentando mudar algo que realmente importa para nossos pacientes. É um mundo diferente. Estou alimentando minha alma por meio do meu trabalho, o que nunca foi possível antes".

Muitas das mulheres que entrevistei de famílias com dupla carreira falaram sobre o necessário equilíbrio entre trabalho e vida doméstica. O que sempre ouvi foi que "algumas coisas simplesmente têm de passar", e o mais importante é que as crianças estejam felizes e seguras. Shannon e sua esposa trabalham e têm dois filhos em idade escolar. O negócio de consultoria de Shannon exige que ela saia da cidade pelo menos uma vez por mês. Ao retornar de uma viagem recente, Shannon conseguiu evitar perguntar à esposa por que o apartamento estava tão bagunçado. Ela se lembrou de que seus filhos estavam indo muito bem, e isso é o mais importante para ela.

Quando perguntei a Rhonda Magee, professora de direito e líder no campo da pedagogia inclusiva, sobre seu Propósito na vida, ela disse que o vê de duas maneiras. Em um nível micro, por ter sofrido um trauma no início da vida, seu Propósito é promover sua própria cura, mas ela rapidamente acrescentou: "Sempre tive muito claro que minha vida não era para ser apenas para mim e que tudo o que eu pudesse aprender sobre cura seria algo que eu poderia oferecer e que, de qualquer forma, seria benéfico para os outros".

Magee continuou explicando que, em um nível macro, seu Propósito gira em torno do trabalho que ela faz para fornecer portas de entrada para a plenitude da mente para aqueles que ela ensina e para tornar nossas várias comunidades mais inclusivas. Ao se dirigir a organização nos Estados Unidos, Magee notou um aumento da conscientização não só dos grupos minoritários, mas também dos membros da população majoritária, sobre a importância de apoiar mais diversidade e inclusão, um "chamado ético para uma maior conscientização de todos", em suas palavras.

Triona, de Belfast, na Irlanda do Norte, teve seu próprio negócio de planejamento de eventos durante anos antes de se dedicar à organização de conferências que abordam o trauma, um tópico muito relevante em seu país natal, a Irlanda do Norte. Ela cresceu no setor católico de Belfast e se lembra vividamente da rotina de seus pais de chamar os militares para fazer uma explosão controlada sempre que havia um carro abandonado em frente à casa deles, o que acontecia com frequência. Durante as explosões, ela e seus irmãos eram transferidos para um cômodo sem janelas na parte de trás da casa, protegidos das janelas que se estilhaçavam. Sua história não é única entre os irlandeses do norte. Quando perguntei a Triona sobre como sua família e outras pessoas lidaram com isso, ela disse: "A atitude é levantar as meias e seguir em frente. Pedir ajuda é pedir uma muleta. Minha mãe dizia que, se ela pensasse no trauma ou começasse a falar sobre ele, nunca mais pararia de chorar". Triona explicou que, ao longo do tempo, ao se permitir refletir sobre seu próprio trauma, ela se tornou cada vez mais motivada e animada para alinhar seu trabalho a um campo que lhe oferece Propósito. O impulso para a mudança em seu trabalho veio de dentro dela, e Triona tomou para si a responsabilidade de fazer uma mudança. Falaremos mais sobre Ter Flexibilidade, fazer mudanças ou Pivotar, na Parte 3.

Mimi Guarneri, ou "Dra. G.", como é apelidada por seus pacientes, é uma cardiologista de 58 anos que dirige seu próprio centro médico integrativo em La Jolla, Califórnia. A Dra. G. fez do fato de ser cardiologista e de atender seus pacientes o objetivo de sua vida. Durante a faculdade de medicina, quando outros tentavam dissuadi-la e incentivá-la a escolher uma especialidade potencialmente menos exigente, ela se manteve firme no Propósito de sua vida de ser cardiologista. A Dra. G. falou sobre o que ela chama de "a gaiola dourada", que pode manter todos nós trabalhando arduamente, 24 horas por dia, sustentando um estilo de vida que talvez tenhamos pouco ou nenhum tempo para desfrutar.

Quando perguntei à Dra. G. como ela conseguiu escapar de sua gaiola dourada, ela explicou que, aos quarenta anos, estava colocando cerca de setecentos *stents* por ano e, com o tempo, seu foco passou da intervenção para a prevenção. Ela observou que nada estava sendo feito para "fechar a torneira", ou seja, para ajudar os pacientes a nunca mais voltarem ao hospital. Ao perceber isso, ela disse a si mesma: *"Prefiro fracassar em meu próprio trabalho do que ser bem-sucedida no trabalho de outra pessoa".* A Presença também tem sido uma grande parte da vida da Dra. G., pois ela tem sua própria prática de meditação há décadas e incentiva seus pacientes a terem uma também. Como ela diz: *"Faça da meditação o seu remédio".*

> *Atualmente, cada vez mais pessoas têm os meios para viver, mas não têm um sentido para viver.*
> —VIKTOR FRANKL

Desfazendo os mitos

Você pode estar pensando que os benefícios do Propósito para a saúde, bem como os exemplos que leu, parecem bons, mas ainda não está convencido de que ter um Propósito está ao seu alcance. Pode parecer assustador. Vou desfazer três dos mitos mais comuns sobre Propósito, identificados pela pesquisadora Heather Malin em *Teaching for Purpose* (Ensinando pelo Propósito):

MITO Nº 1: *O propósito requer paixão.* Um mantra ou mensagem popular que provavelmente lhe é familiar é "Encontre sua paixão", e isso é frequentemente oferecido não apenas a jovens adultos, mas durante toda a vida. Entretanto, nosso Propósito não precisa ser algo pelo que somos apaixonados. Isso não significa que nosso Propósito não seja o mais importante para nós; significa apenas que ele pode ser dissociado da paixão. Os inovadores Bill Burnett e Dave Evans descobriram que *80% das pessoas de todas as idades não conseguem identificar uma paixão, mas ainda assim são capazes de seguir um caminho com propósito* (um lembrete para você). Portanto, você não precisa encontrar algo pelo que seja apaixonado para ter um Propósito. É claro que você pode descobrir que é apaixonada pelo que constitui um Propósito para você, pois os dois conceitos não são mutuamente exclusivos. Malin explica que, embora seja ótimo se nosso Propósito for algo pelo qual somos apaixonados, "... ele não precisa ser vivenciado nesse nível de intensidade, nem estar ligado a um interesse único e consumido. A chama do propósito, uma vez acesa, queima de forma constante e atua como uma luz orientadora. Ela não pisca e se apaga rapidamente, como as paixões costumam fazer".

MITO Nº 2: *O Propósito é único e pronto.* Não precisamos buscar ou ter apenas um Propósito para toda a vida. De fato, como muitas vezes estamos altamente engajados simultaneamente em muitas funções ou atividades diferentes, podemos não apenas ter propósitos diferentes que podem mudar com o tempo, mas também acrescentar novos propósitos. No entanto, é da natureza do Propósito durar pelo menos o tempo suficiente para que nos comprometamos com ele por meio de ações e, geralmente, para que façamos progressos no sentido de realizá-lo.

Nossa capacidade de mudar o Propósito de nossa vida, conforme necessário, permite que continuemos a experimentar os benefícios de uma vida significativa, pois ter um Propósito não é apenas estimulante, mas também motivador para um maior aprendizado ao longo da vida. Muitas vezes o Pivotamento ou a realização de mudanças acompanha a busca e a manutenção do nosso Propósito à medida que avançamos na vida; falaremos sobre Pivotamento na Parte 3.

MITO Nº 3: *Propósito é um luxo, apenas para os privilegiados.* Assim como a Presença, o Propósito é um recurso natural que está disponível para nós

24 horas por dia, sete dias por semana, e é gratuito. Não é necessário nenhum equipamento ou recurso especial para encontrar Propósito em nossa vida, mesmo que estejamos enfrentando um desafio ou com dificuldades para pagar as contas. De fato, o Propósito pode ser especialmente útil para nos ajudar em momentos de dificuldade. Malin coloca isso da seguinte forma: "A maioria dos psicólogos positivos argumenta que o propósito é um ativo importante que apoia a resiliência, a prosperidade e o desenvolvimento ideal. Na verdade, o propósito é mais útil para aqueles que enfrentam dificuldades e *deve ser incentivado como uma necessidade da vida e não como um luxo*" (um lembrete para você).

Se algum desses mitos for verdadeiro para você, espero que agora você possa dar o primeiro passo para ter Propósito, que é descobrir o que é mais importante para você.

Encontrando nosso Propósito na vida

Quando se trata de encontrar nosso Propósito, primeiro precisamos identificar nossos valores, que são influenciados por uma variedade de fatores – incluindo nosso país, nossa educação, as pessoas ao nosso redor e as pessoas que admiramos. O Propósito surge do que nos dá significado, do que valorizamos. O World Values Survey, um projeto de pesquisa global que estuda regularmente valores e crenças, pediu a 70 mil pessoas de 51 países que classificassem valores como dependência, riqueza, segurança, prazer, doação à sociedade, ajuda ao próximo, meio ambiente e tradição. Um dos valores mais bem classificados em todos os países e rendas foi ajudar os outros.

Aqui estão algumas perguntas que podem ajudá-lo a encontrar seu propósito na vida: *O que é mais importante para você? O que você valoriza na vida? Quem você admira?* e *O que o faz acordar de manhã?* Considerar as respostas a essas perguntas para os vários papéis que você desempenha permitirá que articule seu propósito e o que mais importa em sua vida.

Talvez não precisemos ir muito longe para encontrar nosso Propósito, pois ele geralmente é encontrado em um ambiente com o qual estamos familiarizados. Foi assim que aconteceu com Peggy O'Kane, uma das mulheres mais influentes no setor de saúde atualmente, pioneira na avaliação de planos de cuidados médicos. Depois de cinco anos como terapeuta respiratória em um hospital, Peggy passou a ter uma boa compreensão do que há de errado com nosso sistema de saúde e o que precisa ser feito a respeito. Ela olhou em volta e sentiu que tinha algo a contribuir no campo da garantia de qualidade e percebeu que, na próxima fase de sua carreira, seu objetivo era ajudar empregadores e consumidores a avaliarem planos de saúde. O'Kane diz que foi auxiliada na criação de sua empresa, pois, como não era homem nem médica, foi subestimada. Agora, depois de trinta anos em sua área, Peggy não tem planos de se aposentar e se diverte mais a cada dia.

Por outro lado, o Propósito pode surgir por meio de circunstâncias e mudanças que nunca poderíamos ter imaginado. Poucos meses antes de ela falecer, tive o privilégio de entrevistar Marie Tsuruda, uma nipo-americana de segunda geração, gentil, de fala mansa, com oitenta e poucos anos, com um brilho nos olhos, mas com um pouco de tristeza. Talvez eu sinta isso porque sei de seu internamento no Jerome War Relocation Center, no Arkansas, durante a Segunda Guerra Mundial. Marie foi uma das quase 120 mil pessoas de ascendência japonesa afetadas. Poucos dias antes do início da guerra, suas duas irmãs mais velhas foram ao Japão para visitar os avós e, quando a guerra começou, elas tiveram que ficar no Japão, separadas do restante da família na Califórnia. Marie tinha apenas quinze anos quando a guerra terminou, mas decidiu que não queria viver em um país que a havia internado por causa de sua etnia, então decidiu se mudar para o Japão para se reunir novamente com suas irmãs. Sem o conhecimento de Marie, suas irmãs estavam simultaneamente voltando para a Califórnia.

Uma vez no Japão, Marie foi condenada ao ostracismo e não foi aceita como "japonesa de verdade", pois não estava familiarizada com o idioma, os costumes e a cultura. Ela nunca se sentiu parte da sociedade japonesa até se tornar professora de inglês na YMCA em Hiroshima, onde acabou se tornando presidente do departamento de inglês. Marie era a única falante nativa de inglês na escola quando chegou (agora há dezenas, graças ao crescente interesse no ensino de inglês como segunda língua [ESL] no Japão) e se sentia uma rainha: ela era a especialista! Finalmente estava em casa e havia encontrado um dos propósitos de sua vida: ser a melhor professora de inglês que pudesse para seus alunos altamente motivados. Tendo lecionado em seu departamento por três anos, sei que seus alunos continuam gratos pelo ensino inspirador de Tsuruda-sensei.

Você pode estar pensando: "É mais fácil falar do que fazer; quando é que vou ter tempo para encontrar meu Propósito?". Lembre-se de que não é que você vá tirá-lo do nada; você analisará o que já existe em sua vida – seus valores, suas metas e o que é significativo para você – e partirá daí. Quando não fazemos nada em relação a uma causa que nos interessa muito, nos sentimos sobrecarregados e sem poder. Por outro lado, quando nos envolvemos e damos pequenos passos, com o tempo encontramos um senso de significado e realização. Lembre-se de que o seu Propósito pode ser alterado, atualizado, expandido, tratado ou refinado à medida que você passa pelos estágios da vida. Os Propósitos não são necessariamente únicos, embora possam ser. E, como mencionado anteriormente, é provável que tenhamos um Propósito diferente para cada uma das várias facetas de nossa vida.

> *A vida nunca se torna insuportável pelas circunstâncias,*
> *mas apenas pela falta de significado e propósito.*
> -VIKTOR FRANKL

Os cinco principais arrependimentos de quem está morrendo

Você pode estar se perguntando o que morrer tem a ver com buscar ou ter Propósito. Avançar rapidamente para o fim de nossas vidas e considerar o que não queremos lamentar é outra maneira de iluminar nosso Propósito. A enfermeira de cuidados paliativos Bronnie Ware identificou os cinco principais arrependimentos de seus pacientes no final da vida. A Presença desempenha um papel central em todos eles.

Arrependimento 1: *Eu gostaria de ter tido a coragem de viver uma vida fiel a mim mesmo, não a vida que os outros esperavam de mim.*

Isso lhe parece familiar? Talvez você se lembre de que, na Parte 1, sobre Presença, discutimos a importância de criar nossas próprias narrativas, livres, na medida do possível, de expectativas ou julgamentos dos outros e de nós mesmos. O principal aspecto a ter em mente ao buscar nosso Propósito é saber e acreditar que as respostas estão dentro de nós; só precisamos nos dar tempo e espaço para considerar o que tem significado para nós. Isso não é fácil, pois somos muito ocupados e confiamos automaticamente em fontes externas para nos orientar, incluindo as redes sociais e o Google. Falaremos mais sobre as redes sociais e a internet na Parte 4 deste livro.

Michelle Obama teve a seguinte opinião sobre Barack alguns meses depois que eles se conheceram: "[Sua] confiança inata era admirável, é claro, mas, sinceramente, tente viver com ela. Para mim, conviver com o forte senso de propósito de Barack – dormir na mesma cama com ele, sentar-me à mesa do café da manhã com ele – foi algo a que tive de me adaptar, não porque ele o ostentasse exatamente, mas porque era muito vivo". Em seguida, ela escreveu na primeira página de seu diário: "Primeiro, sinto-me muito confusa quanto ao rumo que quero dar à minha vida. Que tipo de pessoa que eu quero ser? Como quero contribuir para o mundo? Segundo, estou levando muito a sério o meu relacionamento com Barack e sinto que preciso me controlar melhor". Por volta dessa mesma época, Michelle percebeu o seguinte: "De alguma forma, em todos os meus anos de estudo, eu não havia conseguido pensar em minhas próprias paixões e em como elas poderiam combinar com um trabalho que eu considerasse significativo. *Quando jovem, eu não havia explorado exatamente nada*" (um lembrete para você). Isso pode soar verdadeiro para muitos de nós, já que, muitas vezes, chegamos a essa importante exploração mais tarde na vida.

Arrependimento 2: *Eu gostaria de não ter trabalhado tanto.*

Isso também pode soar familiar, já que falamos sobre não ficar preso em uma única busca que consome tudo, como nosso trabalho, excluindo outras partes de nossa vida.

Arrependimento 3: *Eu gostaria de ter tido a coragem de expressar meus sentimentos.*

Nossa experiência direta, nossa percepção, é crucial e só pode acontecer quando estamos em estado de Presença, naqueles momentos em que conseguimos sair de nossos ciclos de pensamento e entrar em contato com nossos sentidos. Acessar nossos sentimentos é o primeiro passo para expressá-los.

Arrependimento 4: *Eu gostaria de ter mantido contato com meus amigos.*

Não é fácil manter nossas amizades, especialmente quando estamos em meio a anos exigentes, seguindo com nossas carreiras, criando filhos ou cuidando de qualquer outra responsabilidade que muitas vezes nos consome. Bronnie Ware resume o valor dos amigos da seguinte forma: "História e compreensão são o que as amizades oferecem. A vida fica agitada e as amizades desaparecem. Sempre haverá pessoas que vêm e vão na vida, inclusive amigos. Mas aqueles que realmente importam, aqueles que você ama mais profundamente, valem cada grama de esforço para manter contato". A ciência agora confirma a importância de manter nossas amizades para nossa saúde e bem-estar. A solidão é mais prejudicial ao nosso bem-estar do que o fumo. De fato, *não ter fortes conexões sociais representa um risco maior para a saúde do que a obesidade e é tão destrutivo para a saúde quanto fumar quinze cigarros por dia.*

Arrependimento 5: *Eu gostaria de ter me permitido ser mais feliz.*

Iniciamos nossa discussão sobre o Propósito falando sobre um certo tipo de felicidade em que desfrutamos de um estado de *eudaimonia*, ou seja, a satisfação de perseguir metas de longo prazo que proporcionam Propósito às nossas vidas. Acredito que, a esta altura do livro, você já esteja tendo uma boa noção de como a felicidade está ligada ao Propósito. A felicidade é uma escolha que podemos fazer. O tempo que dedicamos para entrar em contato com o que é significativo para nós nos leva ao nosso Propósito, que é o que, em última análise, nos faz felizes.

As pessoas mais arrependidas do mundo são aquelas que sentiram o chamado para o trabalho criativo, que sentiram seu próprio poder criativo inquieto e revoltado e não lhe deram nem poder nem tempo.
- MARY OLIVER

Autocuidado não é egoísmo

Há outro ingrediente essencial para termos Presença e Propósito em nossa vida, sobre o qual a maioria de nós ouve falar muito, mas não somos muito bons: cuidar de nós mesmos. Estou usando *autocuidado* em seu sentido mais amplo e multidimensional – além de cortes de cabelo e pausas para o café – para incluir nosso bem-estar físico, mental, social e espiritual, a fim de aceitar apoio e amar a nós mesmos da mesma forma que amamos nossos amigos mais queridos, tanto em eventos positivos quanto negativos da vida. Tenho certeza de que você conhece a regra de colocar a máscara de oxigênio primeiro em caso de emergência durante um voo. Esse é um ótimo exemplo de que cuidar de si mesmo, embora seu primeiro instinto, especialmente em uma emergência, possa ser ajudar a pessoa ao seu lado, principalmente se estiver com uma criança.

Quando perguntei sobre autocuidado em minhas entrevistas, cada mulher respondeu de forma semelhante: "Ainda não aprendi a fazer isso", "Simplesmente não consigo; não sou essa pessoa" e "Se não estou trabalhando, tudo gira em torno da minha família; literalmente não tenho tempo para mim". Isso lhe soa familiar? Algumas de vocês talvez nem cheguem a se sentir egoístas porque não estão em sua própria lista de tarefas; de manhã à noite, há demandas do trabalho, dos filhos, dos pais, do cônjuge, do amigo em crise, da casa e de tudo o que precisa ser feito (sem nenhuma ordem específica). No final do dia, já é tarde e você está exausta.

Algumas mulheres, incluindo Kelly, a psicoterapeuta e principal provedora de sua família que apresentei anteriormente, têm o que chamam de "autocuidado estruturado". No caso de Kelly, isso inclui encontros programados com o marido, leitura, natação e visitas ao mercado local nos fins de semana. O que acontece quando sempre colocamos os outros em primeiro lugar e deixamos de cuidar de nós mesmos? A professora de atenção plena Sharon Salzberg adverte que, quando agimos com generosidade, com base no fato de nos sentirmos indignos de autocuidado e autocompaixão, acabamos ficando ressentidos. Salzberg incentiva seus alunos a analisarem suas intenções e motivação para doar: "Cuidar dos outros com ressentimento não é generosidade. Não podemos doar sem parar. Precisamos cuidar de nós mesmos, fazer uma pausa e respirar".

O autocuidado inclui seguir seus sonhos. Tanvi, uma mãe solteira com dois filhos adolescentes, trabalhava como diretora de uma clínica de cirurgia de perda de peso em um grande hospital de Connecticut e havia prometido a si mesma, quando seus filhos nasceram, que voltaria a estudar para se formar em enfermagem. Finalmente chegou a hora, e ela conseguiu um programa de compartilhamento de creches com sua vizinha e se matriculou no programa dos seus sonhos na universidade local. Ela está agora a seis meses de terminar o curso e disse que a única coisa que a fez continuar é saber que, com seu diploma avançado, ela será ainda mais valiosa para seus pacientes.

Por que não expandir o autocuidado para apoiá-la não apenas durante as emergências e os momentos difíceis, mas também durante os momentos cotidianos e alegres? E se você pudesse encontrar um amigo querido para estar com você não apenas quando estiver tendo um dia ruim, mas também quando estiver tendo um dia bom, alguém para comemorar com você ao longo do caminho? Boa notícia: acontece que esse amigo querido mora com você – é você!

O autocuidado é indispensável para cumprirmos nosso Propósito na vida; sem ele, não temos utilidade nem para os outros nem para nós mesmos. Como diz Joan Halifax, sacerdotisa zen, em *À beira do abismo*, sobre seus anos de trabalho com pessoas que estavam morrendo, ela se viu "exausta e desanimada. [Tive que] cuidar de mim mesma. [Eu] tirava um cochilo, caminhava nas montanhas, lia um livro, meditava ou, talvez o melhor de tudo, simplesmente ficava preguiçosa e sem rumo. Basicamente, [eu] tinha que apertar o botão Reiniciar, o que significava desligar a máquina!"

Priorizar o autocuidado é necessário para vivermos com Presença e Propósito. Quando se trata do sono, por exemplo, as pesquisas mostram que os executivos seniores dormem mais do que os gerentes de nível inferior, sem diferença de gênero. Como os pesquisadores entenderam isso? Eles concluíram que os executivos seniores priorizam tanto a disciplina quanto o autocuidado, reconhecendo a necessidade de autocuidado e a impossibilidade de fazer tudo. É importante nos permitirmos relaxar, não apenas para nosso bem-estar pessoal, mas também para prosperar profissionalmente.

Petiscos sociais*

Já falamos sobre nossos relacionamentos pessoais, mas o que dizer de nossos relacionamentos virtuais? A professora do MIT Sherry Turkle passou a vida estudando os efeitos de nossa conectividade 24 horas por dia, sete dias por semana, e descreve em *Alone Together (Sozinhos juntos)* como estamos perdendo nossa capacidade de nos envolver socialmente quando é apropriado nos conectarmos mais intimamente com alguém. Cancelar o jantar com a vovó, por exemplo, pode ser feito de um jeito melhor por meio de uma ligação telefônica do que por uma mensagem de texto ou um e-mail.

As pesquisas sustentam uma ligação entre as redes sociais, especificamente o uso do Facebook, e a solidão. As pessoas solitárias são mais atraídas pela comunicação mediada que as redes sociais proporcionam e criam o hábito do que os pesquisadores chamam de "petisco ou refresco social", ou seja, a satisfação temporária, mas ilusória, das necessidades sociais que os sites de redes sociais permitem por meio de atividades como atualizações de status, espiar os perfis de outras pessoas ou visualizar passivamente os feeds do Instagram – tudo isso pode aumentar a solidão. Os refrescos sociais podem fazer você se sentir como se suas necessidades sociais imediatas tivessem sido atendidas, mas essas atividades não contribuem para a conexão interpessoal, resultando em um déficit de recursos relacionais importantes, como o apoio social. Os

---

* Termo em inglês, **Social Snacking** refere-se ao conceito de "beliscar socialmente", mas em um contexto psicológico significa buscar pequenas interações ou lembranças sociais para preencher a necessidade de conexão com os outros quando não há contato direto disponível.

refrescos sociais não podem, de forma alguma, substituir os benefícios que recebemos por meio de interações sociais presenciais na vida real.

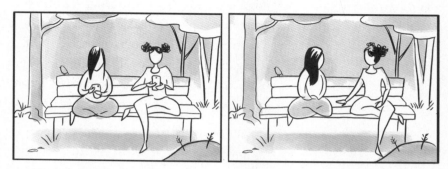

Figura 3   Sozinhos juntos x Juntos.

Como seres sociais com cérebros sociais, buscamos a afirmação e a aprovação dos outros. Isso pode dificultar a descoberta do que é significativo para nós – qual é o nosso Propósito. Pense na última imagem que você publicou nas redes sociais e em como ficou feliz ao receber curtidas, comentários ou reações. Lembro-me dos turistas que vi em frente à Torre Eiffel há alguns anos. Eles simplesmente olharam para a torre, tiraram fotos, publicaram e depois passaram quase uma hora analisando os comentários e as curtidas que estavam chegando. É assim que nossa rede social cerebral funciona – nosso sistema de recompensa está muito ligado ao que os outros pensam.

Nunca estamos longe de ver o que está acontecendo com os amigos na ponta dos dedos, graças aos nossos dispositivos digitais. Vemos apenas pessoas "superfelizes", lapidadas e perfeitas por meio das lentes cuidadosamente selecionadas das plataformas de redes sociais onipresentes. As mulheres são mais propensas do que os homens a tornarem-se viciadas em usar plataformas de redes sociais. *Fotos com defeito não são publicadas e as que não têm curtidas suficientes são excluídas.* Mais de 70% de nós dormimos com nossos telefones, ficamos agitados se perdemos qualquer um de nossos dispositivos e, em média, passamos o dedo em nossos celulares 150 vezes por dia. Nossos cérebros tornaram-se literalmente viciados em plataformas de redes sociais e, enquanto você lê isto, os cientistas estão estudando o Transtorno de Redes

Sociais. Ao mesmo tempo, equipes de especialistas em tecnologia estão trabalhando sem parar para garantir que suas plataformas obtenham e mantenham o máximo possível de nossa atenção. Pense na última vez que você pretendia apenas verificar rapidamente sua plataforma de rede social favorita e depois ficou chocada quando percebeu quanto tempo havia passado. O fato é que raramente – ou nunca – conseguiremos vencer os algoritmos projetados especificamente para prender nossa atenção pelo maior tempo possível. Falarei mais sobre o uso que fazemos da tecnologia na Parte 4, sobre *Pacing* (Ritmo).

A ladra de todas as alegrias: comparação

Recentemente, uma amiga me encontrou para compartilhar fotos que havia tirado em uma viagem ao Alasca. Antes de começarmos a ver as fotos, mencionei que nossa família havia feito um cruzeiro para o Alasca alguns anos antes, ao que minha amiga respondeu: "Ah, não, nós não queríamos fazer um cruzeiro. Nós mesmos preparamos todo o itinerário e fomos por terra ao Parque Nacional Denali, encontramos amigos e fizemos muitas caminhadas incríveis". Imediatamente me senti mal, apesar de ter passado momentos fantásticos no Alasca e de mais de quinze anos revisitando lembranças felizes sobre as férias da nossa família! De uma só vez, tudo isso desapareceu e, de repente, senti que nossa viagem ao Alasca não tinha sido tão boa, afinal. Não é ridículo?

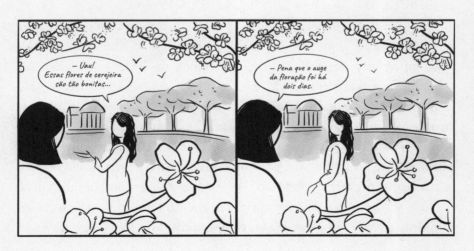

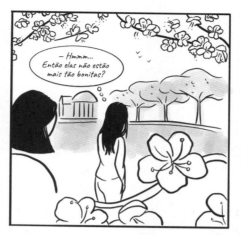

Figura 4   A ladra de todas as alegrias: comparação

A comparação é inerente às nossas interações sociais, seja pessoalmente ou na internet. Outro aspecto de nosso cérebro social é que queremos pertencer a um grupo e queremos ser tratados da mesma forma que os outros do grupo. Isso está ligado ao nosso cérebro. Em um estudo de pesquisa que ilustra a importância de os membros de um grupo serem tratados de forma justa, os pesquisadores ensinaram macacos-prego a trocar fichas de plástico por comida. Normalmente os macacos ficavam satisfeitos em trocar uma ficha por pepinos; no entanto, os macacos eram acionados se vissem um vizinho recebendo uma uva em vez de um pepino. Em cerca de metade dos testes, os macacos que receberam pepinos em vez de uvas se recusaram a entregar suas fichas ou rejeitaram o pepino junto com eles; alguns jogaram suas fichas ou pepinos para fora da gaiola em sinal de desafio.

Talvez da próxima vez que se pegar comparando e se chateando consigo mesma por comparar, você possa dar um tempo, pois isso faz parte do ser humano. Todos nós podemos nos lembrar de momentos em que achávamos que tínhamos uma vida boa até ouvirmos falar da vida de outra pessoa ou entrarmos no Facebook e encontrarmos nossos feeds de notícias cheios de trechos brilhantes da vida dos outros. Achávamos que tínhamos nos divertido muito em nossa festa de aniversário, até que ouvimos sobre a festa de aniversário de nosso amigo. Quando se trata de redes sociais, "todo mundo está arrasando o tempo todo". Nunca estamos longe de ver como os outros estão aparentemente se saindo muito melhor e se divertindo mais do que nós.

Nossas plataformas de redes sociais levam a comparação a outro nível porque a margem é muito mais ampla. A comparação social não se limita mais aos vizinhos da casa ao lado, aos colegas de escritório ou aos amigos *em tempo real*; são todas essas conexões, juntamente com seus passados e presentes, e muitos outros conhecidos: os chamados amigos, seguidores, conexões, matches e likes, muitos dos quais nunca encontraremos pessoalmente. No entanto, a ciência confirma que essas interações podem ter um impacto sobre nós, o que pode ser profundamente perturbador e destrutivo, pois pode evocar sentimentos de inadequação e negatividade em nosso íntimo. Não é de surpreender que os pesquisadores tenham encontrado uma ligação entre a depressão e os usuários do Facebook que se comparam aos outros.

Como você provavelmente sabe por experiência própria, as comparações podem nos consumir. Usar a Presença para, em primeiro lugar, estar ciente de quais pensamentos ou sentimentos podemos estar experimentando é o primeiro passo. O próximo passo é apreciar o poder de nossos cérebros sociais com sua capacidade inerente de comparar, para que possamos encontrar e viver com Propósito sem levar em conta (da melhor forma possível) o que os outros ao nosso redor podem estar valorizando e fazendo.

Diferenciação + vinculação = integração

Parte de encontrar e ter um Propósito é entender e apreciar o fato de que cada um de nós é um conjunto de partes, aspectos, facetas ou subpersonalidades. Pode ser útil pensar da seguinte forma: cada um de nós tem partes diferenciadas que, quando unidas, podem se tornar integradas. Somos seres integrados, uma combinação ou união de partes diferentes, em vez de uma mistura. Quando estamos integrados, nos sentimos harmoniosos e podemos nos mover mais facilmente entre os vários papéis que desempenhamos – profissional, estudante de pós-graduação, mãe, amiga, voluntária, para citar apenas alguns –, cada um com seu próprio Propósito exclusivo. O eu completo e integrado tem uma qualidade exponencial; é muito maior do que a soma de suas partes. Com relação a cada função, temos a capacidade de ativar um estado de 100%; por exemplo, sou 100% escritora neste momento. Em quinze minutos, quando minha filha Maddi enviar uma mensagem de texto, serei 100% mãe (o que às vezes é um desafio para nós duas!).

O eu é inerentemente indefinível, elusivo e sempre mutável. Ele é composto de partes porosas que abrigam nossos múltiplos papéis e responsabilidades, exigindo que passemos de um para o outro sem problemas à medida que nos esforçamos para combinar trabalho, vida pessoal e todos os outros aspectos de nossa vida. Nossas funções estão em constante mudança, o que significa que nós mesmos estamos sempre mudando. *Estamos nos transformando a cada minuto.* E como poderia ser diferente? Talvez não desempenhemos todos os mesmos papéis, mas compartilhamos a multiplicidade e a diversidade de nossas funções e responsabilidades. Meus próprios papéis incluem filha, cônjuge, mãe, tia, prima, professora, aluna, advogada, escritora, empresária, professora, palestrante, cuidadora, amiga, mentora, pupila, voluntária e aprendiz ao longo da vida. Como diz Diane Ackerman, "Somos todos transformadores e reinventores mágicos. A vida é realmente um substantivo plural, uma caravana de eus".

Se não honrarmos a integração, poderemos experimentar o caos ou a rigidez. Ser consumida pelo trabalho, por exemplo, e permitir que ele domine sua vida, provavelmente fará com que você se sinta unidimensional. Você pode perder contato com suas amizades, sua família e outros aspectos importantes da sua vida. Por outro lado, você pode estar vivenciando o caos porque parece não conseguir fazer nada – você pretende terminar um projeto de trabalho, mas se distrai com o drama familiar, as últimas notícias nacionais ou uma notificação no celular. Você pode se sentir fora de controle, pois a confusão e o tumulto tomam conta do seu dia. É nesse momento que a Presença e a atenção ao que está acontecendo, juntamente com o fato de ter e viver de acordo com o seu Propósito, são especialmente úteis, pois podem nos dar direção e objetivos, ambos decorrentes do que é pessoalmente significativo para nós. Como mencionei anteriormente, cada uma das facetas de nossa vida pode significar um Propósito diferente.

Tive a sorte de participar de um workshop conduzido pelo falecido poeta irlandês John O'Donohue. Em uma manhã, ele fez uma pergunta particularmente provocativa ao grupo: "Para aqueles de vocês que são casados, quanto de vocês é casado?". Depois de uma pausa prolongada, iniciou-se uma longa discussão em que exploramos o que significa ter várias partes de nós mesmos, o que exige que desempenhemos vários papéis diferentes, inclusive novos papéis que não havíamos previsto. Veja a seguir um gráfico que descreve os elementos da integração.

INTEGRAÇÃO = DIFERENCIAÇÃO + VINCULAÇÃO			
O que é integração?	Reconhecer as características das diferentes partes de nós mesmos	Unir as partes sem perder sua distinção	Combinando, e não misturando, as partes em um todo
Imagine uma salada de frutas	Morangos, bananas e abacaxi	... em uma tigela	Combinado para uma salada de frutas, não para um smoothie

O presente da gratidão

A palavra *gratidão* é derivada da raiz latina *gratia*, que significa graça, graciosidade ou agradecimento. *A gratidão* é geralmente definida como apreciar o que recebemos, seja tangível ou intangível, mas há uma definição mais ampla que é útil aqui: ser grato é reconhecer o que há de bom em nossa vida, apreciar o que é valioso e significativo para nós e apreciar as experiências. A Presença também desempenha um papel importante aqui, pois, quando reservamos um tempo para expressar nossa gratidão aos outros, não apenas nos conscientizamos do que é mais valioso para nós, mas comunicamos ou compartilhamos nossa consciência com as pessoas ao nosso redor.

A gratidão é uma porta de entrada para o Propósito porque nos ajuda a descobrir o que tem valor e dá sentido à nossa vida. Como o Dalai Lama nos lembra, "a gratidão nos ajuda a catalogar, celebrar e nos alegrar em cada dia e em cada momento antes que eles passem pelo vidro da experiência". O pesquisador sobre Propósito William Damon expressa isso da seguinte forma: "Da gratidão nasce não apenas uma maior apreciação por nossas próprias bênçãos, mas também um desejo de passar essas bênçãos para os outros – o coração e a alma do propósito". Estudos mostram que a gratidão está fortemente e consistentemente correlacionada com maior felicidade; ela nos ajuda a sentir mais emoções positivas, a saborear boas experiências, a melhorar nossa saúde, a lidar com adversidades e a construir relacionamentos sólidos.

Com a prática, podemos desenvolver a capacidade de perceber e apreciar a generosidade em nossa vida cotidiana. Uma maneira é escrever um diário de gratidão. Um estudo recente dividiu os participantes em três grupos e atribuiu a cada um deles uma tarefa diferente; o primeiro grupo foi instruído a escrever em um diário sobre problemas e aborrecimentos, o segundo grupo sobre as coisas pelas quais se sentia grato e o terceiro grupo sobre eventos neutros da vida. O segundo grupo apresentou um bem-estar consistentemente maior.

Reserve um momento para pensar sobre as coisas pelas quais você é grata em sua vida. Às vezes não conseguimos nem mesmo ser totalmente gratos pelo que existe em nossa vida até passarmos por uma perda. Melissa, aos 62 anos, trabalha como reitora de alunos na faculdade local e diz que sua vida tem sido "bastante monótona" em comparação com a de outras pessoas. Ela decidiu, aos vinte e poucos anos, não ter filhos, e tanto seus pais quanto seus sogros faleceram em idades relativamente jovens, de modo que ela não teve as responsabilidades de cuidar de muitos. Em uma noite de muito vento, Melissa e seu marido foram dormir em seu bairro suburbano em Santa Rosa, Califórnia, mas foram acordados às duas da manhã por uma batida alta e persistente. Quando finalmente abriu a porta, ela disse que foi "como abrir a porta do meu forno"; era seu vizinho, alertando-a sobre o incêndio na encosta próxima. Ao contrário de Tandy, que também perdeu sua casa em um incêndio na Califórnia mas teve pelo menos algum tempo para arrumar seus objetos de valor, Melissa e seu marido tiveram apenas alguns segundos; eles reuniram seus gatos, abriram manualmente as portas da garagem, entraram em seus carros e dirigiram em direção ao oceano.

Antes de chegar à praia, Melissa encontrou uma estrada rural e parou, levando vinte minutos para se recompor. Ela não tinha rádio e não fazia ideia de que toda a vizinhança e o condado estavam em chamas; 80 mil quilômetros quadrados seriam destruídos nas próximas doze horas. Dois dias depois, ela soube que sua casa havia sido incendiada, e três semanas depois visitou sua "pilha de cinzas". Melissa me disse que se sentiu "entorpecida e grata por estar viva". Ela continuou: "Não me senti triste, mas atônita. Mesmo vendo as cinzas, senti gratidão. Quando você olha para o que é realmente importante, são as pessoas, não as coisas. Você nunca sabe o que está por vir".

A tragédia não precisa preceder a gratidão; ela pode ser praticada de maneiras pequenas e minúsculas ao longo de nossos dias. Beverly, uma enfermeira de quarenta anos com um sorriso fácil e um jeito atencioso que trabalha com pacientes psiquiátricos em um ambulatório na Louisiana, parecia ter todo o tempo do mundo quando nos sentamos juntas em uma tarde ensolarada de verão em uma mesa de piquenique em seu quintal arborizado e cheio de bichos. Quando se trata de trabalho, Beverly descreve seu Propósito como sendo uma profissional de saúde compassiva com seus pacientes. Ela tenta todos os dias estar presente e demonstrar gratidão a eles, o que ela acredita ser o que eles mais precisam. Ela atribui o que chama de "dom da presença" ao que aprendeu em seu trabalho. Beverly reserva um tempo todas as noites após o trabalho para escrever à mão um bilhete de agradecimento a todos os pacientes do dia. Um dia, ela ficou especialmente tocada quando recebeu uma resposta de um de seus pacientes que dizia: "*Obrigada pelo cartão. Ele significa muito. Eu durmo com ele*". Beverly dá apenas um exemplo de como a Presença, o Propósito e a gratidão se unem para contribuir para nosso próprio bem-estar e o dos outros.

Acredite ou não, se você escrever uma carta de gratidão, mesmo que nunca a envie, poderá desfrutar dos benefícios para a saúde mental de sentir gratidão. Em um estudo, um grupo de teste de pacientes de psicoterapia foi instruído a escrever uma carta de gratidão para outra pessoa a cada semana durante três semanas, um segundo grupo foi solicitado a escrever sobre seus pensamentos e sentimentos mais profundos em relação a experiências negativas e um terceiro não escreveu nada. Os pesquisadores disseram aos participantes do primeiro grupo, que foram designados a escrever cartas de gratidão, que eles não eram obrigados a enviá-las. Aqueles que escreveram cartas de gratidão relataram uma melhora significativa na saúde mental quatro semanas e doze semanas após o término do exercício de escrita. Apenas 23% acabaram enviando as cartas, mas mesmo aqueles que não as enviaram desfrutaram dos benefícios para a saúde mental de sentir gratidão.

> O QUE VOCÊ VALORIZA
> VALORIZA VOCÊ

Mensagens e expectativas culturais

Quando se trata de encontrar e ter Propósito na vida, é essencial distinguir nossos próprios valores e metas das mensagens e expectativas culturais de nossas famílias e comunidades, pois, em última análise, o único senso de significado que importa é o que importa para cada um de nós. Isso não é fácil. E não podemos fazer isso sem a Presença. Precisamos verificar quem somos e o que é significativo para nós para ter certeza de que a bússola que seguimos é a nossa, e não a de outra pessoa.

Por que muitos de nós, que trabalhamos em áreas como ensino, enfermagem ou serviço social, prontamente diminuímos o trabalho de nossa vida, mesmo quando estamos levando ou levamos uma vida com propósito? Um dos motivos é que pode ser difícil encontrar ou apreciar plenamente nosso Propósito quando ele não "se encaixa" nas definições de sucesso da sociedade – geralmente vistas por meio de filtros como ganhar um salário específico, morar em um determinado bairro ou trabalhar em um determinado setor. É fácil internalizar essas crenças e, por sua vez, desvalorizar o Propósito de nossa própria vida.

Taylor é uma mulher séria e sensata que está prestes a se aposentar de uma carreira de 25 anos como fonoaudióloga no sistema de escolas públicas de Chicago. Quando lhe perguntei sobre seu trabalho, ela disse, como um pedido de desculpas: "Não tive uma grande carreira e não ganhei muito dinheiro, mas minha carreira foi significativa. Meu objetivo era melhorar a vida das crianças e de suas famílias, e eu consegui fazer isso. As pessoas dependiam de mim". Perto do final de nossa entrevista, Taylor acrescentou: "Não me sinto tão valorizada por mim mesma, e sei que esse é o meu problema". Já falamos sobre os mitos, como o de que "não sou boa o suficiente", que podem continuar a nos dominar por toda a vida, e Taylor não é exceção. Até mesmo as crenças que aceitamos como verdadeiras podem não refletir nossos valores – talvez seja um roteiro ou um conjunto de expectativas não examinadas que a sociedade prescreveu e que internalizamos. Com isso em mente, é útil nos concentrarmos mais em como nos vemos e menos no que os outros nos impõem, para que possamos viver de forma mais consistente com o Propósito de nossa própria vida.

A Dra. Pamela McCauley, professora de engenharia há mais de 25 anos, está entre os 5% de mulheres afro-americanas que compõem os cerca de 25% de mulheres nas áreas de ciência, tecnologia, engenharia e matemática (STEM). McCauley fez do Propósito de sua vida incentivar as mulheres a entrar e permanecer na área. Ela já falou para mais de 1 milhão de estudantes do ensino médio, repreendendo-os: "Há uma cientista incrível em você", "STEM é divertido e para você", "Você é boa o suficiente" e "Você consegue". Durante nossa entrevista, McCauley lamentou o fato de que as mulheres podem dar o melhor de si no mesmo nível de seus colegas homens e ainda assim ter seu trabalho desvalorizado e marginalizado. Suas palavras me fizeram lembrar de uma história da minha primeira semana como associada júnior em um grande escritório de advocacia em Los Angeles. O advogado opositor em um dos meus casos ligou para o meu sócio supervisor para reclamar de que eu estava exercendo a advocacia sem licença. Nunca lhe ocorreu que eu era uma advogada. Mais tarde, fiquei sabendo que ele estava tinha apenas um ano de formado.

McCauley enfatizou a importância de as mulheres perceberem que a resistência à STEM não é pessoal, mas reflete atitudes culturais negativas abrangentes em relação às mulheres. Ela mesma enfrentou muitos desafios e adversidades pessoais que poderiam ter impedido seu ingresso na engenharia. Ela foi a primeira de sua família a ir para a faculdade, com recursos financeiros limitados e enormes dúvidas sobre si mesma. Ela teve um bebê quando estava no segundo ano do ensino médio e era mãe solteira. Contra essas adversidades, McCauley conseguiu chegar à faculdade e à pós-graduação em engenharia. Seus pais, os "fazedores de diferença", como ela os chama, foram fundamentais para seu sucesso.

McCauley se lembra de uma pesquisa realizada no campus durante seu tempo no MIT, que mostrou que, quando as mulheres ficavam abaixo de um determinado GPA, elas sentiam que não eram boas o suficiente e abandonavam seus cursos de STEM; em contrapartida, seus colegas homens com GPA muito mais baixos optavam por permanecer na STEM. Da mesma forma, estudos demonstram que as mulheres podem relutar em se candidatar a empregos que exijam algumas habilidades que elas talvez não tenham, e é mais provável que se candidatem somente quando estiverem 100% qualificadas, enquanto os homens são muito mais propensos a se candidatar aos mesmos empregos, mesmo que não tenham as habilidades necessárias.

Não apenas deixando, mas vivendo nosso legado

Vimos que os vários domínios de nossa vida podem ter cada um seu próprio Propósito e que encontrar nosso(s) Propósito(s) não é um processo único, mas um processo dinâmico. Em comparação com as gerações anteriores, a maioria de nós desfrutará de mais vinte anos de boa saúde, o que significa mais tempo do que nunca em nossa história humana para perseguir nosso(s) Propósito(s). Espera-se que uma mulher de trinta a cinquenta anos nos Estados Unidos hoje, por exemplo, viva até os 85 ou 86 anos. Esses anos extras podem significar carreiras adicionais e múltiplas atividades para a maioria de nós. E muitas de nós poderemos mudar nosso foco de aquisição – como família, carreira e lar – para o que o psicólogo Erik Erikson chamou de *generatividade*: começar a investir na próxima geração, em nossa comunidade ou em uma causa. Com uma vida mais longa e saudável, temos mais tempo e energia não apenas para deixar um legado, mas também para *vivê-lo*.

Como vivemos nosso legado? O voluntariado pode proporcionar uma maneira de viver com Propósito e viver nosso legado. Pesquisas sugerem que o voluntariado retarda o declínio cognitivo do envelhecimento; as pessoas que fazem cem horas de trabalho voluntário por ano obtêm, em média, uma pontuação cerca de 6% maior em testes cognitivos do que aquelas que não o fazem. No entanto, nem todo voluntariado tem o mesmo efeito em nosso bem-estar: É importante saber *por que* e *como* somos voluntários. Primeiro, *o porquê*. Pesquisas sugerem que o voluntariado por motivos altruístas, como "é bom ajudar os outros o máximo que puder", está relacionado a uma vida útil mais longa do que o voluntariado por motivos egoístas, como "é uma ótima fuga de meus problemas". O voluntariado pelos motivos certos reduz o risco de morte em 60%, ao passo que o voluntariado por motivos egoístas mantém a taxa de mortalidade aproximadamente na mesma porcentagem daqueles que não se voluntariaram.

Agora, vamos falar sobre o *"como"* do voluntariado. Maior senso de Propósito pode vir do voluntariado em serviços que estão em nossa área de especialização e do aprimoramento das habilidades que desenvolvemos ao longo do tempo. Isso significa aplicar nossas habilidades a novos ambientes, o que pode permitir maior crescimento pessoal. Qualquer trabalho voluntário que você considere pessoalmente significativo — seja ou não em uma área com a qual esteja familiarizada — pode proporcionar um senso de Propósito.

Nosso Propósito nos impulsiona à medida que trabalhamos para fazer a diferença no mundo. Os chamados adultos generativos são dedicados ao seu trabalho, ao seu envolvimento e à orientação; eles desejam deixar um legado e se preocupam com o bem-estar das gerações futuras. Pesquisas comprovam que as pessoas generativas são mais saudáveis e mais satisfeitas do que outros adultos.

O Propósito em resumo

O Propósito surge do que é mais importante para nós, do que é pessoalmente significativo e, por sua vez, dá sentido à nossa vida. Ele está enraizado em nossas metas mais preciosas e valiosas e nos dá direção. Paradoxalmente, o trabalho incansável e muitas vezes ingrato em prol do nosso Propósito, com pouca preocupação com o ganho pessoal, é um caminho para a felicidade apoiado por pesquisas, ao contrário da busca da felicidade por si só. O Propósito também acrescenta resiliência às nossas vidas, proporcionando-nos alegria nos bons momentos e resiliência nos momentos difíceis.

Propósito

central e autogerenciado

baseado em metas pessoais importantes

fornece direção

e um senso de significado

Prática da Peneira para encontrar Propósitos

A seguir há uma prática rápida de verificação que você pode fazer em apenas um minuto e que pode ser extremamente útil. Aqueles que conhecem o trabalho de Dan Siegel devem saber que ele aprecia acrônimos, um dos quais é SIFT, que significa "peneira" em inglês e que é formado pelas iniciais das palavras *Sensations*, *Images*, *Feelings* e *Thoughts* (Sensações, Imagens, Sentimentos e Pensamentos). Por meio desse check-in, podemos fazer uma pausa, examinar nossa mente e tomar consciência de nossas sensações, imagens, sentimentos e pensamentos. Veja se, apenas fazendo essa rápida pausa, você conseguirá se conscientizar e gerenciar melhor o que está acontecendo. Ao perceber e, às vezes, nomear o que está acontecendo à medida que acontece, como uma onda de emoção ou sensação corporal, uma experiência desafiadora pode ser administrada com mais clareza e calma.

A Prática da Peneira também é uma boa maneira de nos ajudar a encontrar e sustentar nosso Propósito, colocando-nos em contato com o que é pessoalmente significativo para nós. Portanto, quando tiver alguns minutos, preste atenção às sensações, imagens, sentimentos ou pensamentos que possam surgir ao explorar o que é significativo para você. É assim que você pode Peneirar sua mente, por exemplo, para explorar o Propósito em sua vida.

◇◇◇◇◇◇◇◇◇

PRÁTICA DA PENEIRA PARA ENCONTRAR UM PROPÓSITO

- Coloque-se em uma posição confortável, porém digna, com os olhos fechados ou com o olhar vago. Leve o tempo que for necessário para se acomodar.
- Lembre-se de algo que tenha significado pessoal para você. Algo que seja central para sua identidade e que lhe dê energia. Lembre-se, não precisa ser algo grandioso ou global, mas deve motivá-la e a fazer algo que terá um impacto além de si mesma.

Agora, peneire sua mente, concentrando sua atenção nesta sequência

Sensações: Que sensações corporais estão surgindo? Uma sensação na barriga, no coração ou nos músculos? Nos membros, no tronco ou no rosto?

Imagens: Que imagens auditivas ou visuais estão surgindo?

Sentimentos: Que emoções estão presentes: medo, tristeza, gratidão, alegria ou admiração?

Pensamentos: Que pensamentos lhe vêm à mente?

- Observe o que surge quando você peneira sua mente.
- Repita conforme necessário sempre que estiver tentando encontrar ou manter seu Propósito.

Espaço de respiração de três minutos

Da próxima vez que as emoções negativas a dominarem e você se encontrar resistindo a elas ou entretendo-as, tente esta prática rápida. Faça do Espaço de Respiração de Três Minutos a sua primeira resposta sempre que perceber que está preocupada, confusa ou presa em um safári de pensamentos negativos sobre o passado ou o futuro. É uma maneira eficaz de interromper as emoções negativas em seu caminho. Lembre-se que a vida útil de qualquer emoção, inclusive uma desagradável, é curta – talvez apenas noventa segundos –, a menos que tentemos afastá-la ou nos envolver com ela.

E, é claro, é benéfico que façamos uma pausa de três minutos a qualquer momento, não apenas durante nossos instantes mais desafiadores, para que um estado de consciência consciente possa se tornar uma característica, como já discutimos. Veja a seguir o Espaço de Respiração de Três Minutos, desenvolvido por Teasdale, Williams e Segal, que consideram essa prática a mais importante de todo o seu programa de atenção plena.

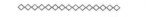

O ESPAÇO DE RESPIRAÇÃO DE TRÊS MINUTOS

- *Tome consciência.* Sente-se confortavelmente, mas com dignidade. Feche os olhos ou deixe o olhar vagar. Inspire e expire longamente. Pergunte a si mesma: O que estou sentindo neste momento? Que sentimentos, pensamentos ou sensações corporais? Espere pacientemente pelas respostas. Identifique tudo o que surgir,

até mesmo sentimentos, pensamentos ou sensações indesejados e desagradáveis. Dê espaço para qualquer coisa que surja em sua consciência.
- *Concentre toda a sua atenção na respiração.* Use sua respiração como uma âncora para o momento presente. Observe cada inspiração e expiração. Siga cada respiração, uma após a outra. Sintonize-se com a quietude que está sempre presente logo abaixo da superfície de seus pensamentos.
- *Expanda sua consciência.* Sinta o campo de consciência ao seu redor se expandindo. Observe sua postura, seus músculos faciais, suas mãos. Suavize qualquer tensão. Com essa consciência aberta, conecte-se com todo o seu ser, abrangendo tudo o que é você neste momento presente, o único momento que temos.

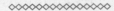

PARTE 3

Presença e Pivotamento

Nunca decida com base no medo.
Decida com base na esperança e na possibilidade.
MICHELLE OBAMA

SE VOCÊ É COMO A MAIORIA DE NÓS, JÁ TEVE MUITAS EXPERIÊNCIAS com funções – pessoais ou profissionais – que inesperadamente tomaram conta de toda a sua vida, seja por dias, meses ou até anos. É aí que entra o segundo P – *Pivoting*[*] (Pivotamento). Muitas funções frequentemente se traduzem em "pivotamento", ou seja, mudar de uma coisa para outra à medida que acompanhamos nossas responsabilidades variadas, desde matricular nossos filhos em uma nova escola, trocar de emprego ou ajudar um pai idoso a se mudar para uma casa mais segura. E, se a sua vida for parecida com a minha, não há dois dias iguais e você se vê alternando entre várias funções ao longo do dia.

Em minhas entrevistas, perguntei: "Que papéis você está desempenhando neste momento em sua vida?". Aqui está uma amostra das respostas – todas *além de nossos papéis na família, com os amigos e no trabalho*:

mentora,
pupila,
membro de equipe,

---

[*] Pivotamento, em português, é o termo usado para descrever uma mudança radical na direção de um negócio. É uma estratégia que pode ser usada para testar novas ideias e encontrar soluções para problemas que não estão dando certo. O termo vem do inglês pivot, que significa "girar" ou "mover-se em torno do próprio eixo". No livro, a autora utiliza o termo, considerando o significado da palavra em si, de girar em torno do próprio eixo

simplificadora,
conectora,
confidente,
pessoa de referência,
sistema de apoio,
líder relutante,
cuidadora de muitos,
construtora de comunidades,
administradora da terra,
capitã da coesão,
mediadora para meus irmãos,
guardiã do lar,
motorista para meus filhos e
qualquer coisa que ninguém mais esteja preenchendo.

Tenho certeza de que você pode acrescentar mais um ou dois papéis de sua preferência. Faça uma pausa por um momento e pense nos papéis que você desempenha. Eu sei. Você acabou de desacelerar o suficiente para ler ou ouvir um livro por alguns minutos, e aqui estou eu pedindo que você faça algo. Depois de fazer sua lista mental dos muitos papéis que desempenha, fique com ela por um momento e valorize-se por tudo o que está fazendo a cada dia. Normalmente não tiramos tempo para fazer isso. Se você for como a maioria de nós, provavelmente aprecia e demonstra gratidão mais prontamente aos amigos, à família e aos colegas de trabalho do que a si mesma. Geralmente, somos as últimas em nossas longas listas de tarefas.

O que significa para nós desempenhar todos esses papéis? Significa acordar cedo e dormir tarde da noite – sem levar em conta os fusos horários – e com um segundo turno, das oito à meia-noite, para "colocar a conversa em dia" com tarefas que não conseguimos realizar durante o dia, como fazer videoconferências com pessoas que estão no exterior ou preparar o almoço para o dia seguinte. Isso significa mais e maiores obstáculos para as mulheres. Os paradigmas do que nossos papéis exigem de nós facilmente somam mais de 100% de nossa energia e de nós mesmas, seja trabalhando, sendo mãe, cuidando ou habitando qualquer um dos outros papéis que desempenhamos.

Minha história favorita sobre os papéis desempenhados pelas mulheres é uma que talvez você conheça. Indra Nooyi, ex-presidente e CEO da PepsiCo, estava trabalhando até tarde em uma noite (ela era conhecida por trabalhar vinte horas por dia, muitas vezes sete dias por semana) quando recebeu uma ligação do então presidente e CEO da companhia informando-a de que ela seria nomeada presidente da empresa e colocada em seu conselho de administração. Ela saiu do trabalho para contar à família e, ao chegar em casa, sua mãe imediatamente lhe disse para voltar e comprar leite para a manhã seguinte. Ela o fez e, quando voltou, bateu o leite no balcão e disse à mãe que tinha acabado de ser nomeada presidente e colocada na diretoria de uma grande empresa. Sua mãe retrucou: "*Quando você entra nesta casa, você é a esposa, é a filha, é a nora, é a mãe. Você é tudo isso. Portanto, deixe essa maldita coroa na garagem*" (um lembrete para você). Quando lhe perguntaram se ela achava que era um bom modelo para outras mulheres, Nooyi respondeu: "Provavelmente não". E anos antes ela havia declarado: "Não acho que as mulheres possam ter tudo. Tudo".

O que é Pivotamento?

Pivotar tem origem no francês antigo e data de 1605-1615. O substantivo *pivô* significa "qualquer coisa ou pessoa da qual dependemos vitalmente", como uma pedra ou uma âncora. A âncora é uma característica fundamental do Pivotamento, assim como no basquete, quando mantemos um pé ancorado enquanto passamos a bola, e a pessoa de quem dependemos somos nós mesmos. É provável que todos nós estejamos familiarizados com o Pivotamento diário que nos permite atender às demandas em constante evolução de nosso trabalho, família e amigos – você se lembrará da longa lista de funções no início da Parte 3. Os exemplos incluem fazer ajustes em sua agenda para que você possa estar mais disponível para sua filha adolescente que precisa de mais supervisão agora e substituir um colega de trabalho que está de licença. Há também o "Pivotamento de crise", que é necessário quando surgem emergências que exigem nossa atenção total e imediata, como uma doença grave, a perda inesperada do emprego ou a morte de um ente querido. Quando esses eventos da vida ocorrem, deixamos tudo de lado para lidar com eles.

Embora a crise seja um grande motivador para nós quando se trata de tomada de decisões e mudanças, o tópico desta parte é o que chamo de "Pivotamento proativo" para quando não estamos em modo de crise. Quando somos curiosos, engajados e motivados em nossa vida profissional e pessoal, muitas vezes atingimos platôs ou descobrimos que nossos interesses mudaram. Como a mudança é a única constante em nossas vidas, uma das ferramentas mais importantes para nossa resiliência e bem-estar é o Pivotamento proativo. É provável que todos nós já tenhamos tido relacionamentos ou empregos que "parecem bons do lado de fora" ou "perfeitos no papel", mas que, em algum momento, não estão mais nos servindo. Com a Presença, podemos nos dar conta mais cedo de quando pode ser o momento de um Pivotamento proativo. Esperar muito tempo para fazer mudanças e nos encontrarmos perto ou em uma crise que exija mudanças – seja em semanas, meses ou até anos – geralmente significa menos opções e um prazo mais curto.

Talvez você esteja começando a se sentir esgotada, presa em um relacionamento ou com aquele sentimento incômodo que a faz pensar no que mais pode haver para você, seja profissional ou pessoalmente. Também podemos considerar o Pivotamento proativo quando uma mudança pode ser necessária para vivermos de forma consistente com o Propósito de nossa vida. É uma abordagem metódica para navegar pela mudança em nossos termos. Ou talvez seja o momento de perseguir um sonho adiado por muito tempo porque a vida a atrapalhou, e agora é a hora de mudar de carreira, viajar ou estudar mais. A beleza do Pivotamento é que ele nos capacita a responder às reviravoltas da vida em qualquer momento de nossas vidas. Ele pode nos tirar do sufoco.

Não é fácil mudar de rumo ou começar de novo, quer isso signifique mudar de emprego, reavaliar um relacionamento ou considerar alguma outra mudança importante na vida. Uma coisa que devemos ter em mente, quer acabemos ou não fazendo o Pivotamento, é o seguinte: *Pode ser libertador simplesmente saber que o Pivotamento está disponível para nós, mesmo que, no final, optemos por não fazer nenhuma mudança neste momento.* Também pode ser libertador saber que, se fizermos uma mudança e ela não der certo, podemos fazer outra mudança. E às vezes o que precisamos no momento é de uma mudança interna, um reenquadramento, em vez de uma mudança externa.

Talvez tenhamos a tendência de associar o Pivotamento à maior flexibilidade ou mobilidade de que desfrutamos aos vinte, trinta, quarenta e até cinquenta anos, mas o fato é que o Pivotamento está disponível durante toda a nossa vida, até mesmo aos noventa anos e além! Mesmo depois de nos aposentarmos, muitos de nós encontrarão novos desafios, farão cursos ou buscarão paixões que estão adormecidas há muito tempo. Tudo isso significa mais Pivotamento com novas direções, desde assumir novos papéis na família, fazer trabalho voluntário ou começar uma nova carreira.

Minha mãe, Elizabeth, havia morado no sul de Wisconsin durante toda a sua vida – por oitenta e cinco anos – quando decidiu se mudar para mais perto de um de seus quatro filhos. Como cada um de nós mora em um estado diferente, mamãe podia escolher entre Nova Jersey, Texas, Colorado e Califórnia. Por fim, ela escolheu o Texas para ficar perto da minha irmã e do meu cunhado. Em um período de cerca de seis semanas após tomar a decisão de se mudar, ela vendeu a casa e o carro, abriu mão de uma vida inteira de pertences pessoais, empacotou mais de 75 caixas e, com muito carinho, colocou Molly, uma mestiça de Shih-Tzu com Poodle de olhos brilhantes, em uma caixa de transporte de pelúcia e partiram para o Texas. O que motivou a mudança da minha mãe nesse momento? Minha mãe é uma pessoa muito prática e queria se estabelecer em uma nova comunidade enquanto ainda está com boa saúde. Não raro, o Pivotamento aos oitenta anos pode ser mais um Pivotamento de crise, como quando surge uma emergência médica ou legal. Admiro o Pivotamento proativo da minha mãe e o fato de ela ter agido em um momento em que tinha muitas alternativas. Ela estava no comando e tirou o máximo proveito disso. O Pivotamento proativo geralmente significa mais opções.

O Pivotamento proativo geralmente requer planejamento prévio. Colleen tem quarenta e poucos anos e trabalha há mais de sete como analista no Escritório de Contabilidade do Governo. Quando descrevi o Pivotamento para ela, ela disse: "Pivotar, sem problemas! Posso me adaptar prontamente a qualquer coisa. O que me atrapalha é o fato de não me preparar totalmente para as mudanças". Colleen comparou fazer mudanças em sua vida a lançar uma bola sem antes alinhar o arremesso e, depois de lançá-la, se ver tentando inutilmente guiar a bola com movimentos da mão. Ela gostaria de ter tempo para se preparar. À medida que pudermos tomar nosso tempo e pensar bem em nosso próximo movimento, poderemos evitar mais correções de curso. Com o Pivotamento, o primeiro passo é a Presença – saber qual é a situação e quais são as nossas próprias intenções. Todos nós temos nossos desafios quando se trata de Pivotamento, incluindo o medo do fracasso e a resistência à mudança, que discutiremos nas seções a seguir.

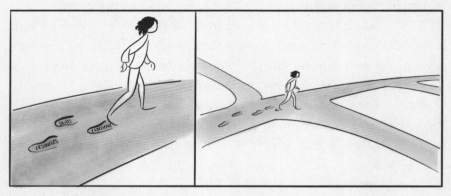

Figura 5 Pivotamento.

Definindo sua âncora

Falamos sobre conhecer nossas próprias histórias e a importância de identificar quais expectativas surgem de dentro de nós, e não de fora. A mudança de direção pode ser especialmente desafiadora quando percebemos que, devido às expectativas familiares ou culturais, fizemos determinadas escolhas – talvez anos antes – com as quais nunca estivemos verdadeiramente alinhados. Mahnoor, de trinta e poucos anos, que fala rápido e se move ainda mais rápido, trabalhou por uma década em uma grande empresa de contabilidade quando decidiu abandonar a profissão. Ela nunca gostou de contabilidade, mas era habilidosa e, com a pressão familiar e o fato de ser a profissão mais honrada em seu país natal, o

Paquistão, ela se viu trabalhando como contadora. Mahnoor finalmente teve a coragem de deixar sua posição segura e acaba de ser aceita na faculdade de direito. Ela não tem ideia de como contará aos pais, e eles certamente considerarão isso um "passo para trás", mas Mahnoor está confortável com sua decisão e ansiosa para se preparar para sua nova carreira de advogada.

O Pivotamento em uma situação de trabalho também exige que descubramos como nossa experiência e habilidades podem ser reconfiguradas de uma forma que atenda melhor às nossas necessidades atuais e seja mais gratificante para nós. Isso pode significar seguir em uma direção nova, mas relacionada. Lembre-se de que não precisamos abandonar nossa experiência de trabalho, habilidades, talentos e recursos; pelo contrário, eles constituem nossa âncora e podem ser usados e, muitas vezes, reaproveitados.

Stacy, uma mãe solteira articulada, atenciosa e alegre, mãe de dois filhos pequenos, trabalhou como editora de jornal por quinze anos e valorizou as responsabilidades investigativas e de redação de seu trabalho. Quando decidiu perseguir o sonho de toda uma vida de trabalhar no rádio, era importante para ela poder continuar usando seu conjunto de habilidades atuais. E, de fato, ao mudar para o rádio, ela descobriu que as habilidades investigativas, analíticas e de redação de seus dias de editora eram muito úteis para aprimorar suas habilidades no rádio. Com o Pivotamento, não estamos começando do zero. Stacy deu um passo de cada vez – nada de movimentos rápidos. Ela implementou um plano que envolvia dedicar uma ou duas horas diárias ao seu Pivotamento iminente, sem saber de quanto tempo precisaria para fazer a mudança. Para grandes mudanças, como a de Stacey, vale a pena dedicar tempo para avançar intencionalmente, pouco a pouco. Uma das belas características do Pivotamento é que ele não é uma operação individual; você sempre tem o apoio de sua rede, incluindo ex-colegas, amigos, mentores e pessoas que você chama de amigos, mas que também usam o chapéu de mentor profissionalmente. Antes, durante e depois do Pivotamento, estamos sempre ancorados em nossas redes pessoais e profissionais, nosso maior recurso quando se trata de Pivotar.

Avaliando o que está funcionando bem

Quando se trata de Pivotamento, às vezes ignoramos o que está indo bem, já que nosso cérebro orientado na sobrevivência tende a direcionar nossa atenção principalmente para o negativo, como muitos de nós já experimentamos. Rich Fernandez, CEO do Search Inside Yourself Leadership Institute (SIYLI), apresentou-me a estratégia do "Como, Quem, Por Quê" há alguns anos, e, desde então, venho aplicando-a em minha vida profissional e pessoal. Em nossos escritórios, começamos nossas reuniões compartilhando o que deu certo – Como, Quem, Por Quê – e qual foi o nosso papel nisso. Inevitavelmente, acabamos discutindo o que não foi tão bem, mas a constatação dessas três respostas nos permite começar em um ponto sólido e positivo e nos torna mais receptivos a considerar como podemos fazer as coisas funcionarem melhor da próxima vez. Só para você saber, tecnicamente começamos nossas reuniões com uma meditação de dois minutos!

Ao se preparar para mudar de emprego, pode ser útil fazer perguntas como "De quais partes do meu trabalho eu mais gosto?", "Quais habilidades estou usando neste cargo que eu gostaria de continuar usando?" e "O que está funcionando bem para mim agora?" As respostas a essas perguntas fornecem os itens não negociáveis – os aspectos dos quais não queremos abrir mão em nosso próximo cargo. Obviamente, são perguntas que não podem ser respondidas rapidamente, mas elas nos levam a estar presentes com o que é e, em seguida, analisar o quanto nosso trabalho está alinhado ou não com nosso Propósito. O momento ideal para fazer essas perguntas e começar a respondê-las é antes de fazer sua mudança.

Ezgi é uma mulher ambiciosa, gregária, de 41 anos, uma das três mulheres que mencionei anteriormente e que entrevistei em Istambul. Ezgi teve uma ascensão rápida e constante nos últimos quinze anos no setor de hotelaria, e adora sua carreira. Os recentes ataques terroristas na Turquia afetaram o setor, então ela decidiu que era hora de encontrar uma nova área, o quanto antes. Ezgi agora usa suas habilidades de gerenciamento em um ambiente completamente diferente: um hospital. Ela não estava começando do zero, mas sim descobrindo que as habilidades de gerenciamento que aprendeu no setor hoteleiro se adaptaram bem ao ambiente hospitalar.

Ezgi está mais realizada em sua nova carreira do que nunca, sentindo-se grata por ter tido tempo para explorar várias opções e conseguir um cargo que envolve tantas habilidades que ela sempre gostou de usar. E, conforme mencionado na Parte 2 sobre Propósito, ela e suas duas colegas em Istambul também consideram seu trabalho significativo no hospital e muito alinhado com seus Propósitos.

Tendo aquela conversa

Às vezes deixamos de lado o óbvio. É sempre bom "olhar antes de pular", ou seja, olhar ao redor e ver se há uma opção ou uma mudança que você possa fazer, a menos que termine uma amizade ou um casamento de longa data, deixe o conselho de pais no qual você gostou de servir por três anos ou mude de emprego; talvez um ajuste possa ser feito dentro do relacionamento ou da organização. Às vezes, ter a conversa – o tipo de "conversa difícil" que todos nós temos e que, muitas vezes, faríamos quase tudo para evitar – pode fazer a diferença. É provavelmente por isso que, acredite ou não, pode haver opções à nossa frente que não são aproveitadas porque nem sequer as consideramos – simplesmente não pensamos nelas.

Evan é uma cientista ambiental de 31 anos e autoproclamada "protetora do nosso planeta" que trabalhou como gerente de uma empresa de agricultura vertical em Chicago nos últimos quatro anos. Quando começamos a conversar sobre seu trabalho, ela disse que estava pronta para pedir demissão, pois não achava mais gratificante ou significativo gerenciar as equipes e as operações do dia a dia (lá está nosso amigo Propósito novamente). Ela conhecia várias outras empresas de agricultura vertical, portanto já havia começado a entrar em contato com elas. No entanto, enquanto conversávamos, ela percebeu que sua empresa tem uma divisão que faz exatamente o que ela gostaria de fazer: redação de artigos e pesquisa sobre gestão ambiental. Assim, Evan marcou uma reunião com seu supervisor para falar sobre a possibilidade de ela ser transferida para uma divisão diferente. Apenas algumas semanas depois, ela foi transferida e está novamente animada para ir trabalhar todos os dias.

Sky Jarrett, que se autoproclama "ativista em recuperação e superação", ex-consultora de gestão da Accenture, que foi fundamental na criação de seu programa de meditação para mais de 400 mil funcionários, estava subindo rapidamente na hierarquia da empresa. Ao que tudo indicava, seu avanço e o aumento de suas responsabilidades significavam sucesso, mas um dia ficou muito claro para Jarrett que ela estava deixando a desejar em outras áreas de sua vida. Certa manhã, a irmã de Jarrett, que estava grávida, ligou para ela informando que esperava entrar em trabalho de parto naquele dia, ao que Jarrett respondeu: "Tem certeza?". Jarrett estava tão atarefada no trabalho que não conseguia imaginar que teria tempo para ir ao hospital para o nascimento da sobrinha se isso não fosse realmente acontecer naquele dia.

Algumas de vocês podem estar pensando: "Isso é inacreditável", enquanto outras podem estar pensando: "Sim, isso soa exatamente como algo que eu diria". No final, Jarrett decidiu ir ao hospital e sua sobrinha de fato nasceu naquele dia; somente mais tarde ela percebeu o quanto seu pensamento não era saudável. Jarrett estava sob enorme pressão no trabalho e na vida pessoal no último ano; seu primo e seu melhor amigo haviam falecido inesperadamente, e ela havia sido assaltada sob a mira de uma arma, contraído a doença de Lyme e ido parar no pronto-socorro por causa de um ataque de pânico que ela acreditava que acabaria com sua vida. Ela disse: "A única coisa que me ajudou a me manter firme quando todas essas coisas estavam acontecendo foi minha prática de meditação. Eu sempre soube que, apesar de tudo, eu tinha minha respiração e minha prática".

Esse acúmulo de tantos fatores estressantes, além do telefonema da irmã sobre o nascimento da sobrinha, fez Jarrett questionar a vida que estava levando. Ela considera o nascimento da sobrinha um alerta e, em retrospecto, não consegue acreditar que tenha hesitado em ir ao hospital. No final das contas, não deu certo para Jarrett permanecer na Accenture, então ela saiu de seu cargo de alto escalão e abriu sua própria empresa de coaching e consultoria, que ajuda as pessoas a superar barreiras por meio de práticas de atenção plena.

> VIVA
> UMA VIDA
> QUE VOCÊ POSSA VIVER

Medo de fracassar

Nosso cérebro negativo pode facilmente invocar todos os tipos de cenários temidos sobre o que pode acontecer conosco, especialmente quando estamos planejando mudanças em nossas vidas. Nosso medo de cometer um erro e fracassar, por exemplo, pode ser assustador e paralisante quando se trata de Pivotamento. Quando perguntei a Stacy, a ex-editora de jornal que se mudou para o rádio, qual foi o maior obstáculo em seu Pivotamento, ela respondeu: "Sem dúvida, foi o medo do fracasso". Lembrei-me de que, durante nossa primeira entrevista, Stacy me contou seu plano com confiança, com medo de sequer mencioná-lo a alguém, para o caso de não dar certo.

Resistimos à mudança, tememos o fracasso e, além disso, antes mesmo de termos dado o primeiro passo do Pivotamento, podemos nos projetar para o futuro e começar a temer dizer à família e aos amigos que as coisas não deram certo, anunciar aos colegas de trabalho que estamos saindo, diminuindo o tamanho, indo morar com os pais, ficando desempregados ou não conseguindo sustentar a nós mesmos e às nossas famílias. Parece familiar? Também não gostamos de desistir, pois isso, por si só, às vezes é visto como fracasso.

Enquanto estava "no limiar" do Pivotamento, Stacy disse que teve de ser "muito corajosa". Aos 45 anos, ela achava que não poderia fazer uma grande mudança; não queria deixar seu emprego até que tivesse o próximo em vista. Para superar o medo do fracasso e "aumentar sua confiança", ela precisava "pensar ou agir como um homem e ir em frente". Quando lhe perguntei o que isso significava, ela explicou que os homens geralmente avançam com muito menos conhecimento, mas muito mais confiança do que as mulheres. Lembro-me da clássica história sobre amamentação. A seguinte pergunta foi feita em uma sala com vários homens e mulheres: "Quem é especialista em amamentação?". Apenas uma pessoa levantou a mão: um homem que explicou que havia observado sua esposa amamentar por três meses. As mulheres na plateia, algumas mães com experiência em amamentação, não se consideravam especialistas.

Antes de prosseguirmos, vamos falar um pouco sobre o que *não é* fracasso, seja no âmbito pessoal ou profissional. Todos nós já fomos rejeitados, nos sentimos inseguros e tentamos coisas que não funcionaram da maneira que desejávamos ou pensávamos. Espero que você não considere nenhuma dessas situações como sinal de fracasso. Esses são sentimentos e experiências familiares a todos nós, partes inerentes do ser humano. Uma reformulação útil para o fracasso poderia ser: o verdadeiro fracasso está em nunca tentar. O fracasso pode proporcionar oportunidades de crescimento, sobre as quais falaremos em uma seção posterior.

Às vezes o medo do fracasso faz com que alguns de nós criem uma carreira reserva. Samantha, uma ambiciosa e animada jovem de 28 anos com sabedoria além de sua idade, aprendeu na adolescência que precisava ganhar a vida e encontrar seu próprio caminho no mundo. Sua família, em geral, estava distraída com seus próprios desafios financeiros e pessoais e, por isso, não estava disponível para ela. Samantha concluiu a pós-graduação em terapia familiar e, em seguida, começou a trabalhar em um consultório particular como terapeuta; paralelamente, tinha uma empresa de panificação. Quando perguntei sobre sua escolha de carreira dupla, ela explicou que o medo de fracassar a forçou a ter uma carreira de reserva para aumentar suas chances de sucesso. Recentemente, graças à sua prática de meditação e ao que ela chama de "poder da Presença", ela percebeu que ter duas carreiras se deveu ao medo de fracassar na carreira que escolheu como terapeuta familiar. Agora, Samantha só faz bolos por diversão.

Yogi Berra disse isso da melhor forma: "Cometemos muitos erros errados". (Esta é a última citação de Yogi Berra!)

Resistência à mudança

Falamos sobre como o medo do fracasso pode inibir o Pivotamento e nos manter em situações por mais tempo do que seria ideal para nós. O que mais pode nos atrapalhar quando se trata de Pivotar? Somos criaturas de hábitos; gostamos de nossas rotinas e ambientes familiares. Temos a tendência de resistir a mudanças. Nosso cérebro gosta de certezas porque elas nos ajudam a sobreviver. A dinamização exige uma mentalidade que esteja disposta a passar do familiar para o não familiar, do previsível para o não previsível e do conhecido para o desconhecido. Isso requer coragem. Coragem não é a ausência de medo; é seguir em frente de forma ponderada mesmo diante do medo. A mudança de direção exige que nos sintamos confortáveis com uma variedade de "e se", o que não é fácil, pois nossos cérebros preferem a certeza. Observei a seguinte inscrição das palavras da artista Kameelah Janan Rasheed na rotatória da Biblioteca Pública do Brooklyn, exatamente quando estava trabalhando nesta seção: "Tendo abandonado a frágil fantasia da certeza, decidi vagar".

Também em momentos de Pivotamento proativo, seja em nossas carreiras ou relacionamentos, nossos cérebros raciocinam que, embora possamos encontrar uma situação melhor, estamos "felizes o suficiente", e o familiar, previsível e certo geralmente vence. Nas semanas que antecederam a demissão de Stacy de seu emprego de editora, por exemplo, ela estava "tentando ficar bem com a tensão" e se sentiu "resistindo à mudança e deixando o que era familiar, por um lado, e profundamente motivada a fazer a mudança, por outro".

Outro desafio quando se trata de Pivotar é um fenômeno que os pesquisadores chamam de *aversão à perda neural*. Estudos mostram que preferimos evitar perder algo em vez de ganhar outra coisa, mesmo que seja de valor igual ou maior. Com base no trabalho dos psicólogos Amos Tversky e Daniel Kahneman do final da década de 1970, Russell Poldrack descobriu que as reações em nossos cérebros eram mais fortes em resposta a possíveis perdas do que a ganhos. Isso significa que a maioria de nós precisa saber que o que podemos ganhar vale pelo menos o dobro do que tememos perder.

Às vezes uma situação que já não é mais tolerável pode fornecer a força necessária para a mudança diante da incerteza. Priyanka tem quarenta e poucos anos e trabalha há quinze anos, na maior parte do tempo feliz, como compradora de um grande fabricante de roupas. Ela gosta do setor de moda, mas a pressão das metas de produção cada vez mais irrealistas de sua empresa nos últimos dois anos, juntamente com as constantes viagens internacionais e a conectividade 24 horas por dia, 7 dias por semana, fez com que ela deixasse o emprego, sem saber qual seria seu próximo passo. Como ela disse: "Eu simplesmente sabia que ficar não era sustentável". Priyanka também não teve medo de se demitir porque está confiante de que pode construir seu próprio negócio de consultoria com os contatos que fez nos últimos quinze anos. Faça uma pausa aqui para pensar em como esses desafios podem ter atrapalhado você ao tentar fazer uma mudança que sabia que tinha de fazer. A Presença nos permite estar cientes das preferências do nosso cérebro para que possamos preparar mais facilmente o caminho para a mudança.

Mentalidade de crescimento x mentalidade fixa

A dinamização funciona de maneira ideal quando temos o que a psicóloga Carol Dweck chama de *mentalidade de crescimento*. Ter uma mentalidade de crescimento significa estar aberto e se sentir confortável com a mudança e a incerteza: "Nada arriscado, nada ganho". A marca registrada do que Dweck chama de mentalidade *fixa*, por outro lado, é "Nada arriscado, nada perdido". Uma mentalidade fixa nos retém e, às vezes, nos impede de fazer o que não é familiar, ou algo que poderia ser uma experiência de crescimento muito positiva para nós. Dweck afirma que o pensamento rígido e limitado não beneficia ninguém. A boa notícia é que uma mentalidade fixa pode ser reorientada para uma mentalidade de crescimento quando decidimos aceitar os desafios como novas oportunidades de crescimento e aprendizado.

Há uma história atribuída ao oficial da Marinha Frank Koch que ilustra os perigos de uma mentalidade fixa e a importância de estar aberto. Um navio de guerra estava no mar sob condições climáticas severas havia vários dias. Certa noite, o vigia viu uma luz ao longe e relatou o fato ao capitão. O capitão notou que a luz estava ficando mais brilhante e não estava se desviando para a esquerda ou para a direita, o que significava que os navios estavam indo em direção um ao outro. O capitão ordenou que fosse dado um sinal para o outro navio, aconselhando-o a mudar de curso. A resposta foi: "Mude você o curso". Após várias trocas de mensagens cada vez mais acaloradas, o capitão instruiu seu sinalizador a enviar uma mensagem final: "Sou um navio de guerra. Mude o curso vinte graus para leste agora mesmo!". A resposta veio de volta: "Eu sou um farol".

Aqui está um exemplo de como a mentalidade de crescimento pode nos ajudar em nossas carreiras. Laura, uma artista gráfica de 35 anos, entusiasmada e bem-humorada, com dois filhos pequenos, passou mais de sete anos trabalhando em uma grande corporação e percebeu, no início de sua carreira, que um dia abriria sua própria empresa, e assim o fez. Quando perguntei como ela chegou a essa conclusão tão cedo, Laura disse que sempre encontrou significado em sua vida além do trabalho. Ela vinha de uma família numerosa, queria ter sua própria família um dia e tinha outros interesses paralelos, inclusive a criação de cenários. Ela sabia que precisaria de mais flexibilidade e liberdade do que qualquer emprego corporativo poderia lhe oferecer.

Em todas as oportunidades que teve ao longo do caminho, ela as examinou sob a ótica de "O que esse trabalho pode me ensinar?" e "Como eu poderia prestar consultoria sobre esse trabalho algum dia?". Ela nunca queimou uma ponte, e construiu metodicamente seus contatos para que pudesse iniciar seu próprio negócio no momento certo. Laura não tinha ideia de como seria mergulhar de cabeça e começar seu próprio negócio. Ela apreciava a infraestrutura das grandes corporações para as quais havia trabalhado e teve de reunir coragem para lidar com a incerteza e as incógnitas envolvidas na busca de um empreendimento independente. No entanto, ela estava pronta para o desafio e acolheu as novas experiências e oportunidades que surgiram com a abertura de uma empresa, fornecendo seu próprio suporte técnico, RH, marketing, vendas e promoção de negócios e, é claro, sendo a artista gráfica de sua empresa, tudo em um só lugar.

Agora, após cinco anos administrando seu próprio negócio, Laura admite que sua agenda é muito agitada e que ela está mais ocupada do que nunca foi. Ela trabalha em um escritório em casa, no quintal, e os intervalos durante o dia de trabalho consistem em visitar a filha pequena, a apenas seis metros de distância. Ela sempre faz algumas respirações ao caminhar essa curta distância para fazer a transição do trabalho para estar presente para sua filha. Esse é um belo exemplo de uma prática informal de atenção plena que está fazendo uma grande diferença na forma como Laura consegue fazer a transição do trabalho para a família. Laura acha que tem dois empregos de tempo integral, e tem mesmo. No entanto, ela não mudaria nada – exceto, talvez, acrescentar mais seis horas às suas horas acordada! Quando se trata de equilíbrio, ela diz que, desde que se sinta satisfeita com suas escolhas – e ela está –, ela está feliz.

Uma parte essencial de ter uma mentalidade de crescimento é ser compatível com o incômodo e se movimentar mesmo quando não sabemos o que virá a seguir. Talvez encontremos uma situação que nunca poderíamos ter imaginado, mas que muitas vezes acaba sendo uma ótima opção para nós. Com o Pivotamento, podemos deixar que tudo – até mesmo as mudanças inesperadas, mas necessárias – seja nosso professor.

Decisões empoderadas, não perfeitas

A tomada de decisões precede o Pivotamento. Às vezes podemos ter tantas opções que ficamos paralisados, e outras vezes nos convencemos de que, de alguma forma, existe uma decisão perfeita. Entretanto, não existem decisões perfeitas. Por quê? Frequentemente a própria razão de haver uma decisão diante de nós é que há dois caminhos, ou mais, cada um com seus próprios prós e contras, conhecidos e desconhecidos. Talvez você esteja se sentindo presa, achando que a sua decisão é "para sempre", o que só serve para ampliar os seus medos. Às vezes pode parecer que há tanta coisa em jogo que simplesmente não conseguimos seguir em frente.

Outro desafio para nossa tomada de decisão é que muitas vezes achamos que isso requer nosso melhor e mais profundo pensamento. O que deixamos de lado, nesses casos, é esta simples pergunta: "Como me sinto em relação a essa decisão ou mudança?". Uma maneira de responder a isso é seguir a Prática de Visualização simples para Pivotar encontrada no final da Parte 3. Essa prática de visualização pode ser útil sempre que você estiver enfrentando uma decisão: permanecer em um relacionamento, mudar de emprego ou transferir seu filho para uma escola diferente. O exercício pode nos colocar em contato com o sentimento profundo, em oposição ao pensamento profundo, que muitas vezes é a nossa opção em momentos de tomada de decisão. Além de pensar em uma decisão, é essencial acessar nossos sentimentos, visualizando-nos em uma determinada situação para ver com mais clareza se estamos ou não confortáveis com ela.

> NÃO EXISTE DECISÃO PERFEITA.

Adotando novas funções

Seja qual for a fase da vida em que nos encontramos, não importa a idade, a maioria de nós já se viu olhando para a frente, para uma época em que pensávamos que a vida seria mais fácil, mais simples ou, de alguma forma, melhor. Mas justamente quando chegamos a esse momento, em que a mudança é a única constante, algo inevitavelmente muda em nossas vidas, muitas vezes significando um novo papel para nós. Talvez seja o nascimento de um filho ou neto, o problema de saúde de um membro da família ou uma reorganização corporativa que a coloca em novo local ou departamento. A adoção de novas funções oferece muitas oportunidades para o Pivotamento com uma mentalidade de crescimento, conforme discutido anteriormente.

Anat tem uma energia ilimitada, brilho nos olhos e fala mais rápido do que qualquer outra pessoa que conheço. Eu só consigo captar cerca de 60% do que ela diz; seu marido me disse que muitas vezes gostaria de ter legendas! Percebi imediatamente que ela vive a vida ao máximo. Anat divide seu tempo entre três cidades diferentes, onde vivem seus três filhos e cinco netos, enquanto ela e seu marido moram em outra cidade. Ela esperava "sentir-se livre" agora, aos 65 anos – livre para visitar os filhos adultos quando quisesse, para passar tempo com o marido e para continuar a dar aulas de inglês na faculdade comunitária local. No entanto, com a chegada dos netos nos últimos anos, Anat admite que não se sente nada livre. Ela se sente confusa e às vezes sobrecarregada por suas próprias expectativas sobre o que significa para ela ser avó, bem como pelas expectativas de seus filhos adultos em relação a ela nesse novo papel.

Anat compartilhou que, "por mais maravilhoso que seja ter netos, isso significa o fim do seu relacionamento com seus próprios filhos como você os conhecia". Ela se lembra de como era fácil antes de seus filhos terem filhos, quando ela podia simplesmente visitá-los em suas respectivas cidades e depois ir embora sabendo que eles estavam iniciando suas carreiras e construindo suas próprias vidas; ela estava então livre para "fazer suas próprias coisas". Isso durou apenas três curtos anos. A chegada dos cônjuges dos filhos e dos netos "mudou seriamente" as coisas para ela e significou – pelo menos por enquanto – a perda da liberdade de ir e vir.

Anat disse que o nascimento de seus dois netos mais recentes fez com que esse fosse o ano mais difícil de sua vida; é difícil estar disponível para a filha, que trabalha em tempo integral e espera que Anat cuide dos netos, especialmente quando o marido está fora da cidade. Anat se vê dividida entre estar presente para a filha e os netos e, ao mesmo tempo, continuar a dar aulas de inglês em casa. Mesmo com todo o esforço que Anat faz para estar com seus filhos e netos, ela sente que a pergunta que não é feita por seus filhos é: "Por que você tem uma vida?". Anat não está pronta para deixar de dar aulas, mas também percebe que seus netos serão jovens apenas uma vez. Para Anat, a mudança de rumo também incluiu a candidatura a um cargo de professora em uma escola de ensino médio na comunidade de sua filha, para que ela possa morar perto dos netos durante parte do ano.

Louise é calorosa, extrovertida e tem um belo sorriso. Talvez não seja surpreendente o fato de ela ser dentista. O despertar de Louise ocorreu no dia em que ela voltou para casa do trabalho e ouviu seu filho chamar a babá de "mamãe". Pouco tempo depois, ele se referiu a ela como "senhora dentista". Louise disse: "Eu me assustei e pensei comigo mesma: 'Isso não vai dar certo'". Duas semanas depois, Louise vendeu seu consultório odontológico e começou a trabalhar meio período em um consultório perto de sua casa para ficar mais disponível para seu filho. Nem todos nós temos a flexibilidade de mudar de cargos de tempo integral para meio período como Louise fez, nem de mudar nossas situações de trabalho tão rapidamente, mas o ponto é que novas funções geralmente exigem Pivotamento.

Portanto, para aqueles que pensavam, como eu, que nos últimos estágios de nossas vidas as coisas realmente ficariam mais lentas, tenho más notícias: as coisas não parecem desacelerar de forma alguma e, na verdade, elas podem acelerar à medida que iniciamos novos relacionamentos, bem como valorizamos os antigos, exploramos mais interesses e damos as boas-vindas a novos membros da família. A aceitação de novos papéis é constante, seja em nossas famílias, locais de trabalho ou em outras partes de nossas vidas, e trará tanto os aspectos brilhantes quanto os ásperos, todos exigindo Pivotamento. A boa notícia é que, com a Presença, somos responsáveis pela maneira como abraçamos nossos novos papéis e definimos o que faz sentido à luz de uma versão atualizada de nosso Propósito na vida.

O maquinário da vida fica mais volumoso

A dinamização geralmente requer etapas graduais e bem planejadas que levam tempo para serem executadas ao longo de alguns meses ou até anos. Talvez você deseje fazer uma mudança imediatamente, se não ontem. Não tão rápido. Uma avaliação ponderada e realista dos próximos meses e uma reflexão mais aprofundada podem fazer você perceber que precisa de mais tempo antes de fazer uma grande mudança. Talvez as coisas estejam boas o suficiente para o futuro próximo, embora você reconheça que precisará fazer uma mudança nos próximos meses ou anos. É aqui também que entra o *Pacing* (Ritmo), e falaremos mais sobre isso na Parte 4.

Quando entrei em contato com Stacy quatro meses depois que ela me disse que estava planejando deixar seu cargo de editora de jornal, ela disse: "Não há nenhuma grande atualização, ou seja, minha nova carreira ainda não está totalmente decolando", mas ela tem "trabalhado muito diligentemente" nisso. Ela disse que "é um processo metódico e passo a passo", que inclui aulas de rádio, leitura de livros, networking e reuniões quinzenais com um coach de carreira. Ela refletiu que, quando era mais jovem, podia se dedicar mais facilmente a cursos de um ano, mas agora, com seu emprego, hipoteca, três filhos, casa, marido e família, sua "teia é mais complexa e lenta. *A maquinaria da vida é mais volumosa, como um grande navio em comparação com um corredor de ondas*". Adoro essa bela metáfora, pois os barcos grandes realmente balançam mais devagar e têm um arco maior do que os menores. Stacy observou que os outros colegas de classe podem "dançar em círculos ao redor dela" nesse novo campo, mas ela se comprometeu a encontrar maneiras de "se encaixar". Pude ouvir o entusiasmo em sua voz quando ela descreveu o que estava aprendendo em suas aulas de rádio.

Dois anos depois de entrevistar Stacy pela primeira vez, tive uma última conversa com ela. Ela havia deixado seu emprego como editora, e o dia em que conversei com ela marcou o aniversário de um ano em seu novo emprego. Mas não era o emprego no rádio para o qual ela estava se preparando. Stacy mal havia começado seu trabalho no rádio quando recebeu a notícia de que sua melhor amiga de infância estava com leucemia. Três meses depois, no dia em que sua melhor amiga faleceu, Stacy prometeu encontrar trabalho em uma organização que está atuando para encontrar a cura da leucemia. Stacy disse que ficou surpresa com a rapidez com que mudou de rumo, mas ficou claro para ela que essa mudança era a "coisa certa a fazer" e estava alinhada com seu novo Propósito. Como mostra a

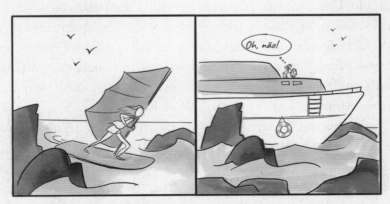

Figura 6 Compromissos maiores = Pivotamentos para grandes desafios.

história de Stacy, nosso Propósito pode continuar a mudar e evoluir ao longo de nossas vidas, e o segredo é estar aberta e ser flexível.

Da advocacia corporativa ao *Judge Judy*

Escolhi o contencioso corporativo como minha especialidade no direito, pois parecia um ajuste natural, já que eu tinha gostado do debate na faculdade e da ideia de ir ao tribunal para casos envolvendo uma ampla variedade de setores e questões. Entretanto, eu não tinha ideia do que ser um litigante corporativo significaria para as outras partes da minha vida. Outros desafios surgiram com o passar dos anos, pois minha prática exigia viagens e consistia principalmente em clientes japoneses, o que, devido à Linha Internacional de Data, significava muitos finais de semana perdidos.

Quando eu estava saindo do escritório, certa noite, por volta das 21 horas, a caminho de casa com Dan e Alex, nosso filho de cinco anos na época, um dos meus sócios gritou no corredor: "Mas, meio-dia?". Ele estava brincando em parte. É claro que isso não deveria ter sido uma surpresa para mim. Em uma empresa anterior, a única outra sócia mulher me chamou de lado na minha primeira semana e me contou seu segredo para o sucesso: ela mantinha um saco de dormir embaixo de sua mesa e me aconselhou a fazer o mesmo. Como em muitos outros grandes escritórios de advocacia corporativos, trabalhar até tarde ou durante a noite é uma ocorrência comum. Nos fins de semana, não se tratava de saber se estaríamos no escritório, mas quando. Nossa cultura corporativa global, 24 horas por dia, sete dias por semana, não se limita ao direito, à tecnologia, ao varejo, à consultoria, às finanças ou a qualquer outro setor: ela está presente em muitos outros campos. Tenho certeza de que muitas de vocês trabalham além do tempo integral, com conectividade e demandas ininterruptas e 24 horas por dia.

Dito isso, eu adorava o trabalho e, se pudesse ter me clonado, talvez tivesse continuado na prática de que desfrutei por mais de doze anos. No entanto, com um filho pequeno e muitas viagens internacionais, além das longas horas no escritório, optei por encontrar uma carreira que oferecesse mais flexibilidade. Eu não sabia exatamente o que seria. Eu só sabia que minha vida não era sustentável como antes e precisava fazer uma mudança. Depois de temer por semanas dizer aos meus colegas que estava deixando a empresa, recebi algumas respostas surpreendentes – e revigorantes – como "Gostaria de poder ir embora", "Leve-me com você" e "Estou planejando me demitir em seis meses", especialmente daqueles que eu considerava os mais comprometidos. Toda a preocupação e o medo foram em vão. Deixei minha empresa sem um plano tangível. Minha primeira tarefa foi descobrir o que eu queria e esclarecer meu Propósito em relação à minha família e ao meu trabalho.

Algumas semanas depois de sair da minha empresa, um colega me ligou perguntando se eu consideraria trabalhar meio período como advogada de produção em um novo reality show de TV que seria apresentado por uma ex-juíza da Vara de Família de Manhattan chamada Judith Sheindlin. Foi um ótimo momento, pois eu estava no meio do Pivotamento e comecei a explorar opções (exatamente como recomendei a você!). Os produtores não sabiam ao certo por quanto tempo eu seria necessária, pois se tratava de um programa novo. Mesmo assim, fiquei intrigada com a oportunidade de colocar meu treinamento jurídico em prática em um ambiente diferente; então, na semana seguinte, eu estava a caminho do Sunset Gower Studios em Hollywood.

Cheguei ao local, passei pela segurança e entrei em um estúdio cavernoso, frio e mal iluminado. Com cuidado, pulei por cima dos fios e cabos que forravam o chão e passei pela longa mesa de lanches temporários, além da sala de som, para os escritórios de produção. A primeira pessoa que encontrei foi um produtor que perguntou: "Quem é você e quem a enviou?". Quando respondi: "Jurídico da empresa", ele arregalou os olhos e disse algo como: "Nossa, não sabia que você viria". No fim das contas, acabamos nos tornando amigos e estabelecemos uma ótima relação profissional, compartilhando um amor mútuo pelo nosso trabalho no programa e também pelos nossos cães.

Nos dois anos seguintes, fui a advogada de produção no set do programa, que passou a ser conhecido como *Judge Judy*. Eu tinha de estar no set de filmagem nos dias de gravação, o que equivalia a cerca de seis dias por mês, e, é claro, havia algum trabalho associado ao programa entre esses dias de gravação. No entanto, eu finalmente tinha uma agenda que não consumia a maior parte de minhas horas de vigília. Adeus, semanas de trabalho de setenta horas!

Cerca de dois meses após o início de meu novo emprego, meu primo Greg veio de Kansas City para me visitar. Quando lhe contei sobre meu novo e divertido trabalho, ele disse: "Vá arrumar um emprego de verdade!". É claro que eu sabia o que ele estava pensando: que meu antigo cargo em tempo integral como litigante corporativa em um escritório de advocacia internacional era mais sólido e tinha mais futuro do que trabalhar no set de um novo reality show.

Pensei duas vezes sobre o que o Greg havia dito, mas, no final, concluí que o Pivotamento para o cargo de *Judge Judy* era a coisa certa no momento certo para mim. Quando aceitei trabalhar meio período no programa, não era o momento de ter o cargo jurídico mais exigente da minha carreira, pois eu precisava de espaço para outro propósito importante, o de ser uma mãe comprometida com nossos dois filhos pequenos.

Um grande contraste entre a cultura corporativa no set de *Judge Judy* e a que eu havia deixado em meu escritório de advocacia era que em meu novo emprego eu podia trazer todo o meu ser para o trabalho. A prática da advocacia corporativa em um grande escritório significava raramente, ou nunca, mencionar meus filhos aos meus sócios corporativos, todos homens, e encontrar desculpas aceitáveis para ter tempo de ir às consultas médicas e às apresentações escolares. Passei duas temporadas maravilhosas no set de *Judge Judy* antes de me mudar para um cargo em tempo integral como advogada interna na Spelling Entertainment. No dia de levar os filhos para o trabalho na Spelling, levei nosso filho Alex, na época com oito anos, que ficou mais impressionado naquele dia não com os pôsteres de filmes chamativos nas paredes ou com a TV em meu escritório, mas com a vaga de estacionamento que tinha meu nome!

Saindo da trilha da carreira

Não é fácil sair do caminho da carreira ou reduzir nossas horas de trabalho quando gostamos do que fazemos; no entanto, quando a família ou outras prioridades deixam claro que o Pivotamento é necessário, é exatamente isso que temos de fazer. Você pode desejar clonar a si mesma, como eu fazia com frequência, mas é claro que não pode. É um desafio até mesmo considerar a possibilidade de não trabalhar por um tempo ou trabalhar menos, porque talvez tenhamos medo de perder o estímulo do nosso trabalho, um certo estilo de vida que a renda proporciona e nossos amigos e colegas de profissão. Quando estamos nas trincheiras, muitas vezes não conseguimos imaginar sair e podemos facilmente ficar paralisados de medo, inclusive o medo do desconhecido, do tédio e do isolamento. Quando gostamos de nosso trabalho, talvez o medo mais assustador de todos seja o de nunca mais conseguirmos voltar ao caminho certo. Para aqueles que estão deixando empregos exigentes em busca de mais flexibilidade, o desafio passa a ser encontrar um trabalho gratificante, considerando nossas restrições de tempo. Isso requer – você já sabe o que vou dizer – Presença e Propósito: Presença para nos controlarmos e Propósito para analisarmos atentamente o que tem significado para nós neste momento.

Bobby tem 35 anos e é mãe de um menino com necessidades especiais, que pediu demissão do cargo de administradora hospitalar em tempo integral há um ano. Bobby decidiu que, naquele momento, era importante que ela pudesse se concentrar em seu filho em tempo integral. Quando anunciou a demissão, seus ex-colegas de trabalho disseram que ela estava fazendo uma péssima escolha e que, obviamente, não estava levando sua carreira a sério. Ela ficou triste, mas não surpresa. Ela me disse que sente falta do estímulo de seu trabalho todos os dias, mas decidiu que essa decisão faz sentido para ela e está totalmente alinhada com o que é mais importante para ela no momento. Como diz Bobby: "O trabalho certo na hora errada é o trabalho errado".

Danielle é articulada, enérgica e exala confiança; no final de nossa entrevista, eu queria que ela dirigisse minha vida. Para ela, o Pivotamento significou deixar sua carreira de alto nível no setor financeiro quando seu terceiro filho nasceu. Isso foi há dois anos e, desde então, ela nunca mais trabalhou fora de casa. Danielle e seu marido estavam ambos exaurindo suas exigentes carreiras no setor financeiro, tentando fazer tudo funcionar com dois filhos pequenos e um terceiro a caminho. Ambos os empregos exigiam muitas viagens ao exterior, e, entre os dois, eles passaram mais de 250 noites por ano em hotéis durante três anos consecutivos. Por fim, eles concluíram que seguir a toda a velocidade com as duas carreiras não era sustentável e, portanto, fizeram os ajustes financeiros necessários para que pudessem viver com uma única renda e Danielle pudesse ficar em casa com os filhos. Para eles, parte do Pivotamento incluiu a redução do tamanho da casa, a retirada dos filhos das escolas particulares e a mudança para um bairro com um bom sistema de escolas públicas.

Embora Danielle esteja grata por ver sua família funcionando muito melhor agora que há uma mãe em tempo integral em casa, ela enfrenta novos desafios. Ela não apenas sente falta da vida profissional que tinha, mas também faz parte de um grupo do Facebook de sua época de pós-graduação, onde acompanha as carreiras empolgantes de seus ex-colegas de classe. Isso a deixa triste porque ela sente falta de estar no mundo do trabalho com seus colegas, e também acha que ficar em casa é solitário, pois todas as suas amigas mães estão trabalhando em tempo integral como principais provedoras de suas famílias.

Danielle nunca se imaginou saindo do local de trabalho para ser uma mãe que fica em casa para seus três filhos, nem pensou que ela e seu marido teriam assumido papéis tão tradicionais. Outro desafio para Danielle foi aceitar o fato de ser uma mãe que fica em casa. Ela temia que sua mãe, uma trabalhadora em tempo integral, a julgasse. Ela lamenta: "Gostaria que minha mãe tivesse me dito que eu poderia escolher ser uma mãe que fica em casa e que não haveria problema".

Com o passar do tempo, a boa notícia para Danielle foi que, ao sair do caminho de sua carreira, ela aprendeu que não precisa continuar buscando crédito extra, como fez durante toda a sua vida até agora. Embora se pergunte se algum dia conseguirá voltar aos trilhos, ela aceitou seu papel tradicional, pelo menos por enquanto, e adotou uma visão de longo prazo de sua vida, o que chamo de Ritmo. Falaremos mais sobre o Ritmo na Parte 4. Enquanto isso, Danielle está feliz por estar usando suas habilidades em finanças enquanto atua no conselho do distrito escolar local e se sente satisfeita com sua vida em geral.

Estudos mostram que as mães que trabalham em tempo parcial enfrentam alguns dos maiores desafios, pois muitas vezes sentem que não têm tempo suficiente para o trabalho ou para cuidar dos filhos. Quando estão no trabalho, talvez não recebam os maiores estímulos devido à sua condição de meio período, e quando estão em casa acham que deveriam estar trabalhando. Portanto, é mais difícil encontrar satisfação em qualquer uma das funções.

Aquelas de nós que têm filhos precisam chegar a uma resolução própria sobre como lidar com o dilema sempre presente do trabalho e da maternidade, especialmente quando temos filhos pequenos. Algumas de nós não conseguem se imaginar sem trabalhar, enquanto outras, como Danielle, acabam aceitando o fato de serem mães que ficam em casa. Entre as mulheres que entrevistei, uma que voltou a trabalhar seis semanas após o nascimento de seu segundo filho disse: "Isso está salvando minha vida". Da mesma forma, Barbara me disse: "Eu teria enlouquecido se não trabalhasse quando eles eram pequenos". Além disso, nem todos nós temos flexibilidade quando se trata de menos horas, e não trabalhar não é uma opção para muitas de nós, por motivos financeiros ou outros. Além disso, não precisamos ser mães ou pais para nos depararmos com esses dilemas, pois a vida oferece a cada um de nós uma variedade de atividades pessoais ou profissionais que consomem tudo, além do trabalho e da criação dos filhos.

Retornando à trilha da carreira

Depois de tirar um tempo de licença, seja por motivos médicos, de cuidados ou por qualquer outro motivo, muitas mulheres decidem retornar à carreira, seja a que deixaram ou uma nova. A reinserção no mercado de trabalho é desafiadora, e é importante não desanimar ao procurar emprego. Jaime, uma assistente social de quarenta anos, discreta e alegre, com filhos pequenos, trabalhou meio período por três anos e fez entrevistas para empregos de período integral nos últimos seis meses. Ela está, em suas palavras, "mais do que pronta" para voltar a trabalhar em tempo integral, mas está mantendo seu emprego de meio período enquanto procura o próximo cargo.

Nem todo mundo acaba voltando aos trilhos, ou opta por voltar aos trilhos, mesmo que esse fosse seu plano inicial. Betty está na casa dos sessenta anos e é mãe orgulhosa de um filho que se formou na faculdade há seis anos. Ela deixou sua carreira quando o filho nasceu, o que coincidiu convenientemente com mudanças em seu local de trabalho que a fizeram sentir que "eles eram meus donos". Betty olha para trás e reflete que sua carreira foi muito gratificante por muito tempo, mas isso mudou com certas transformações no ambiente corporativo. O fato de ser mãe em tempo integral começou como uma pausa em sua carreira exigente, e Betty planejou o tempo todo resolver o problema depois de alguns meses de folga e voltar a trabalhar. Enquanto criava seu filho, seu mantra era: "Vou voltar a trabalhar". Isso foi há vinte e quatro anos.

O que aconteceu? Como Betty não conseguiu voltar à sua carreira como havia planejado? Ela explicou que, com o passar do tempo, o medo a impediu de voltar ao trabalho. Ela se perguntava: "Talvez eu tenha perdido o jeito? Estou muito velha? Será que vou estar no auge da minha capacidade? Posso ser tão bem-sucedida quanto era antes?". Ela diz: "Se eu tivesse que fazer tudo de novo, gostaria de ter voltado a trabalhar em algum momento, quando meu filho estava na escola".

Não importa há quanto tempo estejamos fora da força de trabalho, os recursos estão cada vez mais disponíveis para aqueles que desejam retornar à vida profissional. Nos Estados Unidos muitas empresas agora oferecem *estágios de retorno*, que são semelhantes aos estágios tradicionais, mas ajudam os adultos que se afastaram de suas carreiras a se reintegrarem à força de trabalho. Os estágios de retorno duram de algumas semanas a alguns meses, oferecem pagamento proporcional ao nível de experiência e proporcionam treinamento e orientação adicionais. Eles são especialmente atraentes porque nos permitem explorar opções dentro ou fora de nossas experiências de trabalho anteriores.

Da mesma forma, Apple, Oracle, Intuit, Udemy, GoDaddy, Campbell Soup e muitas outras empresas fazem parte da Path Forward, uma organização que oferece um programa para retreinar indivíduos e reconectá-los com o local de trabalho para ajudá-los a iniciar suas carreiras novamente. O programa tem sido bem-sucedido até agora – dos que se formaram no programa Path Forward recentemente, 85% tinham um emprego seis meses após a conclusão.

Há também uma organização de reinserção na carreira chamada iRelaunch, que dá suporte a quarenta empresas de primeira linha no desenvolvimento, na condução e na divulgação dos esforços de uma determinada empresa para contratar relançadores que, em última análise, podem ser colocados diretamente em posições abertas sem estágios. Segundo as fundadoras da iRelaunch, Carol Fishman Cohen e Vivian Steir Rabin: "Há uma mudança de percepção sobre a idade, e isso se deve em parte a todo o movimento de relançamento. *Ser um especialista em seu assunto é um antídoto para o preconceito contra a idade. Concentre-se no que você sabe, não na sua idade"* (um lembrete para você).

Outros programas úteis para quem está retomando a carreira incluem os *Lean In Return to Work Circles* (Círculos de Comprometimento com o Retorno ao Trabalho) em todo o mundo, em que os grupos se reúnem uma vez por mês para discutir seus sonhos, ideias e preocupações. Outro destaque é o ReBoot Career Accelerator for Women (com programas presenciais localizados no norte da Califórnia), que oferece vários programas on-line e presenciais de treinamento, suporte e colocação para ajudar as mulheres a conseguirem emprego e retornar ao local de trabalho.

Missões e aventuras

Por que missões e aventuras? Bem, elas também fazem parte do Pivotamento. "O acaso favorece a mente preparada" portanto por que não dar a si mesma essa opção adicional, caso sua vida se preste a essa oportunidade? Uma busca é uma jornada com uma missão ou meta específica, geralmente exigindo grande esforço e muitas viagens. Pode muito bem ser um desafio e algo que sua família e amigos acharão intrigante.

Ao longo da história, as mulheres desafiaram as convenções para realizar viagens inspiradoras. Em meados do século XVII, Jeanne Baret tornou-se a primeira mulher a circunavegar o globo depois de se juntar à expedição mundial do Almirante Louis-Antoine de Bougainville, disfarçando-se de homem. Da mesma forma, no início do século XIX, a aventureira britânica Lady Hester Stanhope tornou-se a primeira mulher europeia a atravessar o deserto da Síria e visitar sua antiga capital, Palmyra. Após um naufrágio na costa do Egito, no qual Stanhope perdeu a maior parte de seus pertences, ela começou a se vestir como homem e assim o fez até o fim de sua vida.

Nellie Bly, uma jornalista americana do final do século XIX, decidiu bater o recorde fictício estabelecido por Phileas Fogg, de Júlio Verne, em *Volta ao mundo em oitenta dias*. Quando ela sugeriu a viagem ao seu editor, ele respondeu que era uma ótima ideia, mas que ele teria de enviar um homem – afinal, como mulher, Nellie precisaria de um acompanhante e dezenas de baús. Por fim, ele cedeu ao pedido dela, e Nellie nem precisou se vestir como um homem. Nellie completou sua viagem em apenas 72 dias, aterrissando em Nova York em 25 de janeiro de 1890 e abrindo caminho para que as repórteres expandissem seus horizontes jornalísticos.

Você pode estar pensando: "Hmm... por que eu sairia em uma busca ou aventura?". Muitas de nós embarcamos em aventuras para "nos encontrarmos". Há vários anos, quando eu estava lecionando no Japão, chegou em minha caixa de correio um aerograma azul de Debra Crow, uma amiga de faculdade que estava lecionando na Austrália na mesma época. Ela propôs que comprássemos passagens aéreas de ida e volta para o mundo todo, com paradas ilimitadas, desde que continuássemos na mesma direção, e assim fizemos. Três meses depois, partimos do Japão com nossas mochilas e visitamos 23 países no ano seguinte.

Se estiver considerando o Pivotamento em resposta a um evento externo, como a perda de um emprego devido à redução de pessoal na empresa, ou ao sentimento interno de que finalmente chegou a hora de fazer aquela coisa que você sempre quis fazer, o importante é estar ciente da possibilidade de buscar esse novo desafio. As aventuras não precisam envolver o desenraizamento de si mesma ou viagens. Talvez seja uma questão de construir algo em sua comunidade ou descobrir o que pode estar disponível em seu bairro.

> *De forma mais confiável do que qualquer outra coisa no mundo, a estrada o forçará a viver no presente.*
> -Gloria Steinem

O Pivotamento em resumo

Tendo a mudança como a única constante em nossas vidas, o Pivotamento nos oferece uma maneira de fazer os ajustes necessários, sabendo que ainda temos nossos relacionamentos, recursos e experiências de vida nos quais podemos confiar. Não importa se você está se perguntando se há um trabalho que seria mais significativo ou se adiou um sonho por décadas porque a vida estava ocupada, o Pivotamento oferece um caminho a seguir. O medo do desconhecido e do fracasso, bem como a resistência à mudança, são todos desafios que podemos enfrentar quando se trata de fazer mudanças, pequenas ou grandes, em nossa vida pessoal ou profissional. O Pivotamento nos permite abraçar a incerteza, tomar decisões com poder e ir além da paralisia que pode nos atrapalhar, sabendo o tempo todo que permanecemos com os pés no chão e, é claro, que podemos fazer outras mudanças, se necessário.

ROTEIRO DE PIVOTAMENTO: AGORA É UM BOM MOMENTO PARA UMA MUDANÇA	
Estágios	Itens de ação
Fixação da âncora	Aproveitar nossos recursos, habilidades e experiência. Avaliar o que está funcionando bem. Manter a conversa.
Superando os obstáculos	Medo de fracassar. Resistência à mudança. Mentalidade de crescimento x mentalidade fixa. Decisões empoderadas, não perfeitas.
Fazendo a mudança	Planejar com antecedência. Determinar o melhor horário.
Lembre-se: Pivotar (novamente) é sempre uma opção!	

Minimeditações ao longo do dia

Eu gostaria de apresentar a você o que Sharon Salzberg chama de *minimeditações*. Salzberg nos lembra que as atividades cotidianas e comuns da vida oferecem oportunidades para pequenas explosões de meditação a qualquer momento, o que é ótimo para se livrar de distrações ou ansiedades e restaurar a concentração e a calma. Você escolhe o lugar, você escolhe a hora. Como diz Salzberg, "em qualquer lugar que estivermos respirando, podemos estar meditando". Ela sugere que façamos um rápido momento de concentração – apenas três respirações são suficientes.

Talvez você possa tentar fazer três respirações conscientes antes de responder a um e-mail, enquanto espera o início do jogo de vôlei da sua filha ou enquanto está na fila do café. Em que momento do seu dia você pode tirar um ou dois momentos? Basta escolher um momento que funcione para você. É provável que nossas rotinas se tornem nossas pistas para as minimeditações, de modo que os momentos de atenção plena possam ser incorporados de forma consistente em nosso dia. Salzberg descreve os benefícios das minimeditações da seguinte forma: "Esses momentos de meditação furtiva podem restaurar o estado de calma que alcançamos em sessões de prática mais longas e nos lembram que a respiração está sempre lá como um recurso, para nos centralizar e nos lembrar do que importa".

A seguir, uma minimeditação que pode ser usada ao longo do dia, e eu a convido a experimentá-la em breve e ver se percebe alguma diferença no jeito como se sente depois de usá-la por alguns dias seguidos.

Minimeditações ao longo do dia

- Escolha seus momentos, rotineiramente ou aleatórios.
- Mantenha os olhos abertos.
- Concentre sua atenção na sensação da respiração, nas narinas, no peito ou no abdome, o que for mais confortável para você.
- Siga três respirações e repita a qualquer momento.
- Aproveite!

Prática de Visualização para Pivotamento

Quando se trata de Pivotar e tomar decisões, lembre-se de que tudo começa com a Presença e a capacidade de sair de nossos pensamentos e entrar em contato direto com nossos sentimentos. Uma maneira de começar a superar a incerteza, o medo e a resistência à mudança que geralmente acompanham a tomada de decisões difíceis é tentar esta prática de visualização.

◇◇◇◇◇◇◇◇◇◇

PRÁTICA DE VISUALIZAÇÃO PARA Pivotamento

- Fique confortável e feche os olhos ou suavize o olhar. Respire fundo algumas vezes, percebendo e liberando qualquer tensão. Lembre-se da decisão que está enfrentando.
- Observe como é não ter uma resposta clara.
- Observe todas as áreas de tensão, pensamentos ou sentimentos sobre estar presa.
- Considere suas opções e imagine-se em uma estrada principal com diferentes caminhos partindo dela.
- Agora escolha um caminho para uma de suas opções – imagine como seria segui-lo.
- Observe como você se sente ao seguir o caminho lateral para essa opção.
- Como você se sente ao se aproximar da cena? Ansiedade, excitação, alívio ou...?
- Respire fundo e observe o ambiente ao seu redor. Você consegue se ver nessa cena?
- Como você se sente?
- Você gosta do que está sentindo e vendo? Observe a cena por um momento.
- Agora, diga adeus à cena e volte para a estrada principal. Você pode retornar a esse lugar mais tarde.
- Observe como você se sente ao se afastar da cena.
- Como você se sente ao se aproximar novamente da estrada principal? Ansiedade, excitação, alívio ou...?
- De volta à estrada principal, com diferentes caminhos laterais à sua frente, como você se sente?
- Respire fundo algumas vezes e, quando estiver pronta, abra os olhos.

◇◇◇◇◇◇◇◇◇◇

PARTE 4

Presença e *Pacing* (Ritmo)

Uma visão de longo alcance do tempo pode reabastecer
nosso senso de nós mesmos e do mundo.
KRISTA TIPPETT

O terceiro pilar é o *Pacing* (Ritmo), e eu o usarei aqui para me referir não apenas à velocidade com que nos movemos em nosso dia a dia, mas também à importância de ter uma visão de longo prazo de nossas vidas. Ritmo também significa deixar espaço para o inesperado que pode surgir em um determinado dia, sejam eventos felizes ou tristes. Às vezes nossa agenda é tão cheia que até mesmo a notícia de um amigo querido que chega à cidade sem aviso prévio é estressante e pode ser vista como uma interrupção em nossa vida excessivamente programada. Muitas vezes tentamos colocar várias metas e prioridades em uma única fase de nossas vidas quando, na verdade, pode ser preferível distribuí-las ao longo do tempo. Certamente não podemos fazer tudo, ler tudo e responder a tudo; mesmo que ficássemos acordados a noite toda todas as noites, ou trabalhássemos incansavelmente por meses, ainda assim não conseguiríamos fazer tudo.

Sei que deve parecer irônico que de repente eu esteja dizendo: "Agora pode não ser um bom momento", quando tenho enfatizado a Presença no momento, mas é a Presença, aliada ao Propósito e ao Ritmo, que nos permite ver nossa vida com uma lente mais ampla. Por exemplo, se seus pais idosos estão exigindo mais atenção ultimamente, talvez não seja o momento de deixar o emprego e abrir o pequeno negócio que você sempre quis. O Ritmo faz uma pausa em nossos planos para que possamos analisar mais de perto qual é o nosso Propósito e o que pode ser feito de forma realista nesta semana e nos próximos meses ou anos.

Quanto mais tempo vivemos, mais interesses descobrimos: "Parece que nunca há tempo suficiente para fazer as coisas que você quer fazer, uma vez que você as encontra", como disse Jim Croce. Mesmo com nossa saúde mais longeva, que nos permite buscar cada vez mais nossos interesses, desfrutar de mais anos com nossos entes queridos e ter uma segunda ou terceira carreira, imagino que muitos de nós ainda sintam que não têm tempo suficiente. Nem todo mundo está feliz com esse desenvolvimento de mais opções para a meia-idade e para os anos finais. Como disse uma mãe de duas crianças pequenas que entrevistei: "Sim, eu sei tudo sobre o Ritmo – os avós não estão mais disponíveis para serem babás porque estão muito ocupados!".

SE EU PUDESSE VIVER MINHA VIDA NOVAMENTE

Eu me atreveria a cometer mais erros na próxima vez.
Eu relaxaria, seria mais flexível. Eu seria mais tola do que fui nesta viagem. Eu levaria menos coisas a sério. Correria mais riscos. Escalaria mais montanhas e nadaria em mais rios. Tomaria mais sorvete e comeria menos feijão. Talvez eu tivesse mais problemas reais, mas teria menos problemas imaginários.
Veja bem, sou uma daquelas pessoas que vivem de forma sensata e saudável, hora após hora, dia após dia. Ah, já tive meus momentos e, se tivesse que fazer tudo de novo, teria mais deles. De fato, eu tentaria não ter mais nada. Apenas momentos, um após o outro, em vez de viver muitos anos à frente de cada dia. Sou uma daquelas pessoas que nunca vão a lugar algum sem um termômetro, uma garrafa de água quente, uma capa de chuva e um paraquedas. Se eu tivesse que fazer tudo novamente, viajaria mais leve do que tenho viajado.
Se eu tivesse que refazer minha vida, começaria a andar descalça no início da primavera e permaneceria assim até o final do outono. Iria a mais bailes. Andaria em mais carrosséis. Colheria mais margaridas.

Nadine Stair
85 anos
Louisville, Kentucky

Na Parte 4, discutiremos como o Ritmo pode, conforme o sugere Nadine Stair, nos incentivar a começar descalços no início da primavera e permanecer assim até o final do outono.

O que é *Pacing*?

Com origens no inglês médio, no francês antigo e no latim, o termo *pacing* remonta a 1250-1300. Por definição, *pacing* se refere a "uma taxa de movimento", como a velocidade com que você caminha, corre ou leva sua vida, ou "uma taxa de atividade, crescimento ou ritmo", como um progresso constante. A raiz latina de *pacing* é *pandere*, que significa "espalhar", e a palavra grega para *pacing*, *petannynai*, significa "espalhar-se", como em uma visão de longo prazo de nossas vidas.

Amy é assistente social, imperturbável, com uma atitude positiva e mãe de crianças em idade escolar. Depois que sua mãe faleceu e ela estava sob pressão no trabalho, Amy entrou em modo de escolha quando seu filho de dez

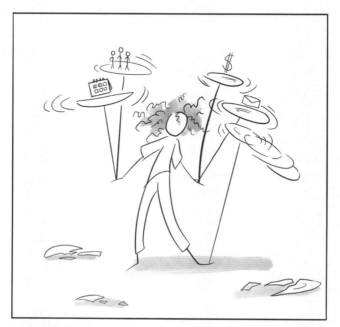

Figura 7   Fazer tudo-tudo de uma vez = Insustentável.

anos foi hospitalizado e seu sogro precisou ser transferido para uma clínica de reabilitação imediatamente – tudo isso em apenas uma semana. Ela se perguntava todas as manhãs: "Qual é a emergência mais urgente? O que posso colocar no final da lista com as consequências menos drásticas?". Ela explicou: "Você simplesmente usa a capacidade que tem para lidar com isso e decide qual é a maior necessidade no momento. Em seguida, começa o jogo de embaralhar, sabendo que, com o passar do dia, novas coisas provavelmente surgirão para substituir as que foram ordenadas com tanto cuidado apenas algumas horas antes". Ela sabe o que é nunca chegar ao fim de uma lista de tarefas. Para Amy, reservar momentos para si mesma com frequência, como parte da prática diária de atenção plena que cultivou nos últimos sete anos, e manter em mente a visão de longo prazo de sua vida, foram essenciais.

Fazendo tudo-tudo de uma vez

Eu me formei em direito na década de 1980, quando a mensagem para as mulheres era "você *pode* ter tudo" e "você pode fazer *qualquer coisa*". Minha turma da faculdade era composta por 50% de mulheres em uma época em que as mulheres representavam apenas 10% dos advogados em atividade; hoje as mulheres representam aproximadamente 35% dos advogados em atividade. "Você pode fazer *qualquer coisa*", para muitas de nós, significava "você pode fazer *tudo*". Achávamos que se fôssemos a toda a velocidade, acelerando em direção às melhores carreiras, buscando (mas nem sempre encontrando) relacionamentos românticos felizes, tendo filhos (ou não), criando os filhos com os métodos mais esclarecidos, encontrando amigos divertidos e fazendo trabalho voluntário em nossas comunidades, nos sentiríamos bem-sucedidas e realizadas. Mas para muitas de nós tentar fazer tudo isso de uma só vez – pelo menos da maneira que algumas de nós imaginaram e tentaram – era insustentável.

Como diz Amy Westervelt, jornalista e coapresentadora do podcast *Range*, "Dizemos às mulheres para se inclinarem... Estou me inclinando tanto que estou caindo de cara no chão". Westervelt provavelmente está se referindo ao debate controverso que cercou o primeiro livro da

COO do Facebook, Sheryl Sandberg, *Faça acontecer*, e sua proposta de que as mulheres só precisam "se inclinar" para serem bem-sucedidas, inclusive dividindo as tarefas domésticas e os cuidados com os filhos 50/50 com seus parceiros. Alguns anos mais tarde, após o trágico falecimento de seu marido, Sandberg admitiu que *Faça acontecer* não considerava as dificuldades que muitas mulheres enfrentam, especialmente as mães solteiras. Em seu livro seguinte, *Plano B*, Sandberg discutiu como podemos encontrar força em meio à tragédia e incluiu um pedido de desculpas: "Quando escrevi *Faça acontecer*, algumas pessoas argumentaram que eu não havia dedicado tempo suficiente para escrever sobre as dificuldades que as mulheres enfrentam quando não têm um parceiro. Elas estavam certas. *Eu não entendia.* Não entendia como é difícil ter sucesso quando se está sobrecarregada em casa".

Frequentemente, temos responsabilidades que convergem ao mesmo tempo e, de alguma forma, esperamos assumir todas elas simultaneamente e nos destacar em cada uma delas. Lembre-se dos mitos sobre os quais falamos anteriormente, como "Não sou inteligente o suficiente, eficiente o suficiente ou rápida o suficiente". Se ao menos pudéssemos trabalhar mais tempo ou mais rápido, conseguiríamos dar conta de tudo. Essas obrigações convergentes muitas vezes podem exigir grande parte de nossa atenção por longos períodos. Por exemplo, em nossos vinte, trinta, quarenta anos e além, nossas responsabilidades podem incluir a promoção de nossa educação, o sustento financeiro de nós mesmas e de nossas famílias, a seleção e o desenvolvimento de nossas carreiras, o cultivo de relacionamentos amorosos e de amizade, a criação de crianças e adolescentes, a administração de uma casa e a retribuição às nossas comunidades.

Em nossos cinquenta, sessenta e setenta anos ou mais, nossas responsabilidades podem incluir avançar ou mudar de carreira, cultivar e manter relacionamentos, aprofundar nossa educação, ser mãe, criar ou aconselhar filhos adultos, ser avó, cuidar de pais idosos, mudar de casa, lidar com problemas de saúde nossos e de entes queridos e contribuir para nossas comunidades. O Ritmo nos permite reconhecer em que estágio da vida estamos e ajustar o ritmo de nossas vidas, em um esforço para estarmos cientes de que nossas vidas estão (esperamos) cheias de anos saudáveis que nos permitirão viver de forma consistente com o maior número possível de nossos Propósitos de vida – mas não todos, de uma só vez.

A pergunta básica a ser feita é: "O que é realista para mim neste momento?". Essa pergunta é muito diferente de perguntar o que é possível. Em outras palavras, só porque algo pode ser possível não significa que faça sentido em nossa vida neste momento. Os papéis que podemos manter simultaneamente – e de forma realista – em um determinado capítulo da vida dependem de vários fatores, incluindo circunstâncias financeiras, responsabilidades familiares, nossos próprios níveis de energia, a natureza das demandas de nossas carreiras e o apoio da família, dos amigos e de nossos locais de trabalho, para citar alguns. Perceber que não podemos fazer tudo ao mesmo tempo não significa deixar de buscar algo que é importante para nós, mas pode significar não buscar isso agora ou fazer outros ajustes em nossos compromissos.

Fluente

Eu adoraria viver
Como um rio que flui,
Levado pela surpresa
De seu próprio desenrolar.
-JOHN O'DONOHUE

A vida é feita de muitas maratonas e uma série de *sprints*

Durante a maior parte da história da humanidade, a expectativa de vida média mundial foi muito inferior a cinquenta anos, enquanto nos Estados Unidos, atualmente, a maioria dos bebês nascidos desde 2000 viverá até os cem anos de idade. Como já discutimos, nossa expectativa de saúde também está aumentando, principalmente se levarmos um estilo de vida saudável e nascermos com um corpo e uma mente razoavelmente cooperativos. Uma vida saudável prolongada significa muitas maratonas. E, assim como em uma maratona, os percursos da vida podem mudar, dependendo dos desafios que encontrarmos pelo caminho. Nosso esforço contínuo é necessário, e precisamos descobrir como estabelecer um ritmo consistente para lidar melhor com as coisas à medida que elas surgem. Imagine participar de uma maratona (muitos de nós só conseguem *imaginar* uma maratona, inclusive eu), seja caminhando, correndo ou correndo em cadeira de rodas, e todas as coisas que podemos encontrar e que não previmos – cãibras musculares, tempo úmido e frio, um percurso escorregadio e lamacento. O que é esperado é o inesperado –, e as maratonas de nossas vidas não são diferentes.

O sequenciamento é outra forma de incorporar o Ritmo em nossas vidas e, tradicionalmente, refere-se à interrupção da carreira de uma mulher para ter e cuidar dos filhos até que eles atinjam uma determinada idade, que varia muito dependendo das circunstâncias pessoais. Dado o grande número de mulheres que são as únicas ou as principais responsáveis pelo sustento de suas famílias e as excelentes oportunidades de carreira disponíveis para as mulheres, essa definição está desatualizada. Hoje em dia, o sequenciamento tem menos a ver com interromper ou abandonar carreiras e mais com modificá-las para acomodar outras demandas de nossas vidas, inclusive a criação dos filhos.

Anne-Marie Slaughter passou sua carreira no meio acadêmico em Princeton, e, embora seu trabalho fosse exigente, ela podia definir sua própria agenda na maior parte do tempo. Esse não era mais o caso quando ela assumiu um cargo em Washington como a primeira mulher diretora de planejamento de políticas no Departamento de Estado sob o comando de Hillary Clinton. Ela pediu demissão depois de dois anos – não apenas porque não queria perder seu cargo em Princeton, mas também porque concluiu que não era possível conciliar o trabalho de alto nível no governo com as necessidades de dois filhos adolescentes. Slaughter lamentou que frequentemente presencia reações de mulheres com sessenta anos ou mais que expressam desapontamento: "As mulheres da minha geração se apegaram ao credo feminista com o qual fomos criadas, mesmo quando nossas fileiras foram constantemente reduzidas por tensões insolúveis entre família e carreira, porque estamos determinadas a não deixar a bandeira cair para a próxima geração. Mas, quando muitos membros da geração mais jovem pararam de ouvir, alegando que repetir com naturalidade 'você pode ter tudo' é simplesmente retocar a realidade, é hora de falar". O retorno de Slaughter a Princeton é um ótimo exemplo de Ritmo, já que ela deixou um cargo de alto nível que não era mais sustentável devido a outras prioridades e fez uma mudança apropriada para seu próximo capítulo da vida.

Parte do Ritmo é também reconhecer em que capítulo da vida estamos e buscar as coisas que talvez não possamos buscar facilmente mais tarde. Em meados dos meus vinte anos, por exemplo, quando estava terminando a pós-graduação na University of Southern California, tive a oportunidade de morar e trabalhar no Japão como professora de inglês, o que não era nem a área que eu havia estudado nem o que eu planejava fazer pelo resto da vida. Naquela época, eu não conseguia pensar em um capítulo da vida mais empolgante. Eu sabia que teria muito tempo para cursar a faculdade de direito (se ainda fosse isso que eu quisesse fazer) e começar minha "vida real" mais tarde. Quando fui para o Japão, pensei que ficaria apenas alguns meses, mas acabei ficando por três anos de corridas e maratonas.

Beth, uma cientista de 65 anos e mãe divorciada de filhos adultos e dois netos, foi a primeira mulher a se formar em química da água em sua faculdade, em uma época em que a maioria das mulheres optava por gestão da vida selvagem ou pesca; ela agora trabalha como consultora de saúde ambiental. Sinto sua confiança imediatamente, graças à sua maneira clara de falar e ao contato visual inabalável. Há trinta anos, Beth vem estabelecendo comunidades inteiras de setenta a oitenta pessoas em locais remotos de perfuração de petróleo no Alasca. Cada projeto é uma maratona por si só, exigindo toda a atenção de Beth durante os dois a seis meses necessários para cada instalação. Veja como Beth descreve isso: "Desde a preparação até a conclusão, estou e preciso estar totalmente ciente do que acontece ao meu redor. Os riscos são altos. Se não o trouxermos, não o teremos, portanto tenho que ser extremamente presente, concentrada, metódica e atenta aos detalhes".

Beth também enfrentou a maratona, conhecida por muitas mulheres, de ter filhos e, ao mesmo tempo, continuar seus estudos. Ela tem boas lembranças da época da pós-graduação, quando ia de bicicleta para o campus com o então marido durante os invernos do meio-oeste, com os dois filhos pequenos dentro dos casacos. Ela não estava apenas correndo uma maratona, mas também corria, por exemplo, quando ela ou um de seus filhos estava doente ou durante a semana de provas.

Diferentemente de uma maratona, que pode incluir um ritmo variável com momentos de caminhada e corrida (pelo menos para alguns de nós), um *sprint* tem um período de tempo relativamente curto e exige um esforço total. Como em nossas vidas, às vezes podemos determinar a intensidade, mas em outras ocasiões encontramos circunstâncias fora de nosso controle que exigem que nos dediquemos totalmente a algo. Tanto as maratonas quanto os *sprints* fazem parte de nossa vida, e às vezes entramos e saímos de ambos simultaneamente em nosso trabalho e em nossa vida pessoal.

Para gerenciar

Ela escreve para mim...
Não consigo dormir porque tenho dezessete anos.
Às vezes fico acordada pensando
Ainda nem limpei meu quarto
E logo terei vinte e cinco anos
E serei um fracasso
E quando eu tiver cinquenta anos... oh!
Eu lhe escrevo de volta
Lentamente, lentamente
Limpe uma gaveta
Organize as palavras em uma página
Deixe que elas encontrem umas às outras
Encontre você
Confiar que eles possam saber alguma coisa
Você não está vivendo tudo de uma vez
Isso é o que um minuto diz a uma hora
Sem mim, você não é nada

—NAOMI SHIBAB NYE

Como se livrar do problema

E se você tiver uma vida tão sobrecarregada, complicada e com tantas prioridades que se sente paralisada e não consegue seguir em frente? Parte do processo de se desvencilhar, especialmente em momentos de sobrecarga, não é apenas considerar o que contribui para nosso Propósito, mas também identificar nossas prioridades diárias, semanais ou mensais, bem como as não prioritárias. Podemos mover as não prioridades para baixo ou para fora de nossa lista de tarefas. Embora tentemos realizar aparentemente inúmeras tarefas em um dia, *precisamos primeiro aceitar a dura realidade de que nem tudo será feito ou feito da maneira que preferirmos*. A "negligência seletiva" é uma ferramenta útil para decidir o que podemos adiar ou deixar de lado; *podemos optar por não dar atenção às nossas prioridades mais baixas*, pelo menos não neste momento. Somente assim poderemos continuar a garantir que teremos o tempo necessário para as metas valiosas que dão sentido à nossa vida.

Em uma manhã recente de março, eu estava tentando descobrir o que tinha que fazer naquele dia, sem falta. Prioridades concorrentes não paravam de surgir na minha cabeça; eu tinha que revisar dois contratos de trabalho do início da semana que ainda não tinha feito, entrar em contato com minha sobrinha sobre sua visita nas férias de primavera, organizar nossos registros fiscais para o contador, terminar de ler um livro para meu clube do livro, ligar para minha mãe, entregar sopa para minha vizinha doente, encomendar um presente de casamento para um colega e ler nossos cartões de Natal! Sim, você leu certo – estamos em março e só agora descobri outra pilha de cartões de Natal que ainda não havia lido. (E, sim, ainda recebemos felicitações de Natal em papel!) Fiquei sobrecarregada e paralisada.

Então, o que eu fiz? Negligenciei seletivamente tudo, exceto ligar para a mamãe, entregar a sopa e me preparar para o nosso contador. Todo o resto podia esperar. Qual foi o processo? Tive de me perguntar: "Há coisas que podem esperar? Há coisas que podem de fato desaparecer se eu esperar?". "O trabalho de alguém está sendo atrasado por minha não ação sobre isso hoje?". Muitas vezes funcionamos com uma abordagem tão frenética de assumir o controle que podemos facilmente perder de vista o poder de priorizar nossas prioridades, o que pode, em última análise, economizar tempo e nos ajudar a nos livrarmos quando estivermos sobrecarregados.

Jennifer me atraiu imediatamente com seu sorriso rápido e sua voz forte. Agora com trinta e poucos anos, ela olha para trás e reflete que, durante a fase dos vinte anos, sentia que tinha uma margem de erro maior para o desenvolvimento pessoal e profissional. Ela diz que, embora tenha preenchido certos requisitos, como educação, sente que precisa dar andamento à sua verdadeira carreira. Ela está preocupada em ficar para trás no mercado de trabalho, encontrar seu parceiro de vida, ter filhos e decidir onde se estabelecer. Ter tantas incógnitas importantes da vida em sua lista de verificação era assustador e esmagador. Depois que Jennifer teve uma visão de longo prazo e percebeu que seus itens não precisavam ser marcados todas de uma vez, ela se sentiu mais calma e tranquila.

> *Conhecimento é aprender algo todos os dias.*
> *Sabedoria é deixar algo cair todos os dias.*
> —LAO TZU (PARAFRASEADO)

Definindo o Ritmo

Quem está encarregado de definir o ritmo? É você. Você está no controle. Estou falando de nossa rotina, dias comuns em que, na verdade, temos mais controle sobre nosso ritmo do que imaginamos. Opostos ao *Pacing* (Ritmo) estão: correndo, saltando, pulando e disparando. Quando você se imagina em um determinado dia, qual é o ritmo que mais a representa?

Sandra, CEO de um grupo de saúde com 1.500 médicos e mãe de dois adolescentes, descreve o Ritmo da seguinte forma: "É preciso dizer não ao modo de apagar incêndios. *Há uma infinidade de coisas para fazer*". Ela sempre se pergunta: "O que acontecerá se essas cinco coisas não forem feitas hoje? O mundo vai acabar?". E a resposta geralmente é não. Sandra também diz que, quando se trata de Ritmo, ela trabalha muito e se diverte muito, por isso, durante as férias, por exemplo, ela se desconecta completamente, exaltando: "Em duas semanas, pouca coisa pode mudar. Elas não prejudicarão ninguém e não farão perder muito dinheiro". Sandra disse que não se importa com alguns erros e acredita que sua equipe pode aprender com os erros cometidos. O Ritmo significa não apenas dizer não ao modo de apagar incêndios, mas também dizer não com mais frequência do que muitos de nós estamos inclinados a fazer. Falaremos mais sobre dizer não mais adiante nesta parte; na verdade, isso é tão importante para o Ritmo que dediquei uma seção inteira a ele.

Outro aspecto do Ritmo é o ato, muitas vezes contraintuitivo, de diminuir a velocidade, fazer uma pausa ou até mesmo parar, mesmo que brevemente. Por que contraintuitivo? Para muitos de nós, diminuir o ritmo é a última coisa que passa pela nossa cabeça quando estamos tentando cumprir prazos e passar por nossos dias cansativos. Entretanto, fazer pausas pode ser uma fonte poderosa de força e rejuvenescimento. Também é importante dar a nós mesmos um tempo de folga regularmente – para brincar, relaxar e fugir das rotinas normais. Entretanto, alguns de nós podem pensar que estão "ocupados demais" para aproveitar o tempo de férias que temos. Estudos mostram, por exemplo, que 84% dos executivos cancelaram as férias por causa do trabalho. Alguns de meus ex-colegas advogados se gabavam para Dan durante nossas festas anuais de fim de ano de que não tiravam férias havia dois ou três anos, e uma colega chegou a adiar a lua de mel por um ano devido ao trabalho. Tanto os intervalos durante nossos dias quanto as férias são importantes para nosso bem-estar. E acontece que abrir espaço em nossa vida cotidiana é mais eficaz do que "guardar tudo" para uma única viagem de duas semanas.

Temos falado sobre o Ritmo durante nossos dias de rotina, mas eu gostaria de incluir uma história sobre isso quando não temos muito, ou nenhum, controle. Eventos importantes da vida, como acidentes e doenças, seja de entes queridos ou de nós mesmos, podem nos desacelerar e mudar drasticamente nosso mundo em segundos. Jessica, uma ciclista ávida e experiente, tinha 36 anos quando perdeu o controle de sua bicicleta na Pacific Coast Highway, no sul da Califórnia, em uma manhã ensolarada de sábado, e teve de ser levada de avião para a UCLA. Nos três anos seguintes, ela aprendeu a andar novamente e, desde o acidente, tem colocado sua vida *"em caixas para desempacotar depois"*. Ela é atriz, e tem sido um desafio não poder trabalhar. Ela não estava procurando uma mudança de carreira, mas foi forçada a fazer uma devido ao acidente; recentemente, começou a fazer locuções.

Jessica diz que o acidente a deixou mais lenta e lhe deu tempo para considerar novamente o que tem significado em sua vida. Seu novo mantra é *"o suficiente"*. Jessica mudou suas prioridades para sua própria recuperação, família, amigos e uma nova carreira. "Não se trata mais de férias melhores ou de uma casa maior", explica ela. Logo após o acidente, ela iniciou uma prática de meditação consciente e diz que isso tem sido imensamente útil para se adaptar às mudanças em sua vida. Embora desacelerar tenha sido um desafio para ela, e ainda seja difícil para ela ver seus amigos tendo filhos, avançando em suas carreiras e viajando – todas as coisas que ela não pode fazer agora -, ela, no entanto, percebe uma sensação de calma e gratidão que atribui à sua prática diária. Esperamos que a história de Jessica a inspire, assim como me inspirou, a usar o Ritmo para nos lembrar de reservar um tempo para considerar se nossas vidas refletem o que continua a ter significado para nós, conforme discutimos na Parte 2, sobre Propósito. Jessica também fornece um belo exemplo de que nosso bem-estar não depende de nosso bem-estar físico. O bem-estar é uma escolha, assim como nossa felicidade, pela qual somos responsáveis, independentemente de nossa saúde ou de outros desafios na vida.

A chave é estar ciente do fluxo e refluxo da vida por meio da Presença, tendo em mente que muitas vezes podemos definir o ritmo que funciona melhor para nós em um determinado momento. Os poucos minutos que dedico todas as manhãs para meditar permitem que eu me sinta mais no controle do meu ritmo. Parece que esses poucos momentos voltam para mim muitas vezes, pois me sinto mais calma ao longo do dia.

Transições: os espaços intermediários

O poeta irlandês John O'Donohue falava muito sobre transições. Ele recomendou, por exemplo, que prestássemos atenção especial às primeiras horas em uma nova cidade ou bairro, pois somente nesse momento observaremos coisas que logo tomaremos como certas ou não conseguiremos detectar, mesmo depois de apenas dois ou três dias em um novo lugar. *Valorizar as transições entre os eventos proporciona o espaço necessário para reenquadrar e rejuvenescer.* Thoreau disse: "Uma parte de nós acorda e dorme o resto do dia e da noite".

Se você for como eu, às vezes tem a tendência de se apressar, sempre tentando fazer mais uma coisa – o que inevitavelmente leva mais tempo do que o esperado. Uma palavra japonesa maravilhosa, *yuutori*, refere-se à amplitude de que podemos desfrutar quando chegamos cedo a um compromisso ou reunião, com tempo suficiente para olhar ao redor e não ter pressa. *Yuutori* também é a pausa que geralmente fazemos depois de ler um poema, quando podemos abraçar o poema assim como o poema nos abraça. Minha amiga japonesa Keiko explica isso da seguinte forma: "É muito importante para a paz e a alegria de viver. Não se pode estar sempre com a mente ocupada. É uma necessidade, não um luxo. Não é perder tempo". Quando reservamos um tempo extra, muitas vezes não achamos que realmente *precisaremos dele*, mas ele é útil pelo espaço e pela tranquilidade que proporciona e, é claro, é útil nas ocasiões em que realmente precisamos dele.

Em minha recente visita ao Japão, desfrutei de um dia relaxante antes de minhas reuniões. O tempo não programado para me acomodar foi incrivelmente restaurador; no entanto, devo admitir que normalmente não deixaria esse espaço em minha agenda. Eu programaria cada bloco de tempo, aproveitando ao máximo cada momento, porque, afinal de contas, estou no Japão. No entanto, ter reservado esse tempo de transição fez a diferença em toda a minha viagem. Da mesma forma, até mesmo algo tão simples como uma caminhada de dois ou três minutos antes de entrar em seu apartamento após um longo dia de trabalho pode reestruturar seu estado de espírito e rejuvenescer. Ou uma rápida xícara de sua bebida favorita no caminho para buscar seu pai para a consulta médica pode oferecer um refresco bem-vindo.

Ritmo significa dar a si mesmo permissão para...

O Ritmo também tem a ver com dar permissão a nós mesmos. "Permissão para fazer o quê?", você pode estar se perguntando. Vamos começar com o seguinte:

Permissão para descansar.
Permissão para fazer menos.
Permissão para simplesmente ser.
Permissão para dizer não.
Permissão para não consertar.
Permissão para delegar.
Permissão para estabelecer limites.
Permissão para não se destacar.
Permissão para não fazer nada.
Permissão para ver os amigos.
Permissão para ser você mesma.
Permissão para pedir ajuda.
Permissão para não sentir culpa.
Permissão para cometer um erro.
Permissão para cuidarmos bem de nós mesmos.
Permissão para não sermos a mãe em todas as situações.
Permissão para não nos sentirmos egoístas no autocuidado.
Permissão para não nos sentirmos responsáveis por tudo.

O que você sentiu ao ler essa lista? Há algo que você gostaria de se permitir fazer? Minha sogra, Sue, com uma expressão muito satisfeita no rosto, recentemente me disse o seguinte: "Agora, aos noventa anos, pela primeira vez, estou me dando permissão para fazer o que quiser, inclusive nada. Isso é muito importante. No próximo mês, quando eu me demitir após trinta anos como docente no museu, vou começar a dizer não com mais frequência". O que isso lhe parece? Parece ótimo para mim e, se você for como eu, também prefere não esperar até os noventa anos... então, vamos começar agora a nos dar permissão para viver de uma forma que reflita o que é mais importante para nós.

A agitação não é apenas o nosso ritmo padrão, mas, como mencionei anteriormente, é frequentemente associada ao sucesso. Nossos dias de semana podem ser tão sobrecarregados que os fins de semana oferecem uma pausa bem-vinda, uma mudança de ritmo muito necessária para não ter (quase) nada programado. Nesses fins de semana, podemos desfrutar do luxo do tempo para estarmos abertos ao que quer que surja – e, talvez o mais importante de tudo, podemos nos dar permissão para descansar. Há alguns meses, um fim de semana de três dias surgiu em minha imaginação. Durante toda a minha agitada semana de trabalho, fiz listas e esperei aqueles três dias para me atualizar completamente. Quando chegou o final do terceiro dia do fim de semana prolongado, voltei a pensar no que fazer.

O que aconteceu com o tempo de desaparecimento? Acho que matei aula para mim mesmo. Na verdade, eu nem tinha olhado minha lista. Colhi as laranjas da árvore do nosso quintal, aproveitei o céu azul da tarde e, fora isso, não sei dizer o que fiz. Olhando para trás, acho que minha verdadeira prioridade para aquele fim de semana era uma recarga pessoal, e, embora meu corpo estivesse de acordo com isso, minha mente foi a última a saber. Da próxima vez, espero que eu possa me dar permissão para tirar o fim de semana de folga.

A permissão para recarregar as baterias também é importante quando estamos viajando. Quando nossos filhos eram pequenos, Dan e eu os levamos para Londres e estávamos ansiosos para mostrar-lhes o Big Ben e outros destaques, mas um dia nenhum deles quis sair do hotel. Achei que isso era um desperdício de nosso tempo em Londres. No entanto, Dan e as crianças tinham uma visão diferente, então naquele dia eles ficaram no hotel e fizeram bonecas de papel enquanto eu saí para explorar Londres. Não era o que havíamos planejado, mas uma reformulação nos ajudou a nos adaptarmos à forma como o dia pareceria. No final, o dia de folga restaurou o nível de energia das crianças e no dia seguinte todos nós saímos felizes do hotel para visitar o Big Ben. O descanso restaura nossa energia e nos ajuda a nos concentrarmos no que é importante, evitando as coisas que não importam. Alex Soojung-Kim Pang, fundador da Restful Company, explica: "*Quando tratamos o descanso como igual e parceiro do trabalho... elevamos o descanso a algo que pode ajudar a acalmar nossos dias, organizar nossas vidas, nos dar mais tempo e nos ajudar a conseguir mais trabalhando menos*" (um lembrete para você). Pang reconhece que o descanso é frequentemente confundido com ociosidade, mas explica que eles são diferentes da seguinte forma: "Descansar, como observar as nuvens flutuando no céu ou ouvir uma cachoeira, não é perda de tempo. A ociosidade, como indolência, preguiça ou lentidão, é uma fonte de miséria, enquanto o descanso é uma fonte de felicidade".

Aqui está uma história sobre descanso do escritor alemão Heinrich Böll, publicada em 1953, sobre um visitante de uma pequena vila de pescadores na costa oeste da Europa. O visitante vê um pescador local aparentemente "preguiçoso" descansando em seu barco e pergunta com impaciência por que o pescador não passa mais tempo pescando, para que possa pescar mais, construir seu negócio e, por fim, desfrutar de um tempo de férias. O pescador ressalta que, sem a pressão de estar sempre construindo seu negócio, ele está livre e já tem o que muitos procuram: tempo para amizade, descanso e comunidade.

Dizer não

Para muitos de nós, não é fácil dizer não. Alguma dessas frases soa familiar para você? "Não quero decepcionar ninguém", "Não posso decepcioná-los", "Não me convidarão novamente", "Não gostarão de mim" ou "Colocarei em risco

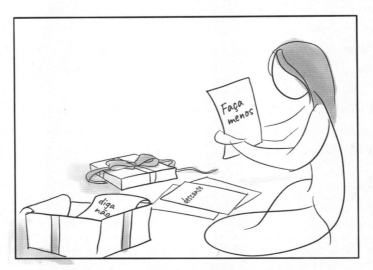

Figura 8   Ritmo significa dar a si mesmo permissão para...

minha reputação". Por que relutamos tanto em dizer não? Todos nós temos nossos motivos para hesitar quando o que realmente queremos fazer é dizer não. A socióloga Christine Carter explica que não somos ensinados a dizer não porque isso é "uma rejeição, uma refutação, um pequeno ato de violência verbal. 'Não' é para drogas e estranhos com doces". Mary Pipher contou que, a primeira vez que disse não, pensou que "um raio iria cair!". Ela lembrou que foi criada com a mentalidade de "seu desejo é uma ordem"; em outras palavras, estar disponível para os outros e não atender às suas próprias necessidades.

Dizer não se torna mais difícil com o FOMO, ou medo de ficar de fora. Você deve se lembrar que Sue, minha sogra, finalmente, aos noventa anos, ia começar a dizer não com mais frequência. Alguns meses depois, quando perguntei a Sue como estava indo, ela fez a seguinte modificação: "Quando você tem oitenta e noventa anos, fica muito feliz quando lhe pedem para fazer coisas. Fica mais complicado dizer não porque você quer se manter engajado, ocupado e conectado. Você jamais gostaria de ser condenado por ser velho ou sofrer com o envelhecimento!".

Além disso, desde cedo, fomos socializados para dizer sim, a fim de manter a paz e colocar as necessidades dos outros em primeiro lugar. Juntamente com isso, percebemos nossa capacidade de fazer quase tudo sem parar para considerar o quanto é realista fazer tudo; como resultado, equiparamos "eu consigo fazer" com "*eu deveria fazer*". Uma das desvantagens reais de dizer sim com muita frequência é que, quando surgem coisas que realmente queremos fazer, não podemos fazê-las porque não temos tempo. Dizer sim para uma coisa pode exigir que digamos não para outra, enquanto dizer não para uma coisa significa que podemos dizer sim para outra.

Isabella, 45 anos, mãe de dois adolescentes, trabalhou como babá nos últimos vinte anos. Tendo concluído apenas a sexta série do ensino fundamental em sua terra natal, Belize, ela agora deseja obter seu GED[*], já que

---

[*] GED, (Educational Development), em português Teste de Desenvolvimento Educacional Geral, é um exame padronizado aplicado nos Estados Unidos e Canadá, que avalia o conhecimento e as habilidades dos candidatos em relação ao ensino médio. Ele foi desenvolvido para oferecer uma segunda chance a pessoas que não conseguiram concluir o ensino médio tradicional. Para muitas pessoas, obter o diploma de equivalência, ou seja o GED, é o primeiro passo para avançar em suas carreiras ou buscar educação adicional. O GED também pode abrir portas para oportunidades de emprego e educação que de outra forma não estariam disponíveis.

seus filhos estão na faculdade. Para conseguir isso, no entanto, ela teve de renunciar ao cargo de comissária voluntária de futebol, o que foi difícil. Quando anunciou sua renúncia, encontrou resistência por parte dos outros pais, por exemplo, "Mas você é tão boa nisso!" e "Ninguém pode tomar o seu lugar!". Felizmente, Isabella já havia tomado uma decisão firme e não se deixou influenciar; a prioridade havia mudado para sua própria educação e ela teve a força para dizer não.

Outro desafio de dizer não é que muitas vezes estamos nos comprometendo com algo que parece estar tão distante no futuro que temos certeza de que podemos dizer sim com segurança. De alguma forma, o futuro promete reservar mais tempo para todos nós, apesar do fato de que poucos de nós já descobriram que isso é verdade. Assim, concordamos em assumir a liderança de vários projetos no trabalho nos próximos meses, presidir a campanha de arrecadação de fundos da escola no outono e organizar a reunião anual de verão de nossa família. Como podemos dizer não com mais frequência e mais cedo? E sem duvidar de nós mesmos ou nos sentirmos culpados? Uma maneira é dar uma olhada no seu dia ou semana atual e considerar como se sentiria se o prazo fosse hoje, amanhã ou até mesmo na próxima semana. Você provavelmente se sentirá aliviado por esse evento específico não estar se aproximando na próxima semana ou mesmo nas próximas duas semanas. É bem provável que a disponibilidade na sua agenda daqui a algumas semanas ou meses não seja significativamente diferente do que é agora; talvez com compromissos diferentes, mas provavelmente com o mesmo nível de intensidade. Eu a incentivo a se perguntar: "Como eu administraria isso hoje?" na próxima vez que for solicitada a assumir algo além de seus compromissos habituais.

Outra parte importante de aprender a dizer não é se preparar para dizer não. Não seja pega de surpresa! A socióloga Christine Carter, autora de *O ponto de equilíbrio* e *Raising Happiness* (*Aumentando a felicidade*), recomenda que tenhamos uma frase pronta para transmitir um "não" gentil. Talvez algo como "Muito obrigada por perguntar, mas não vai dar certo para mim no momento". Ela até sugere que sigamos o conselho do escritor Peter Bregman, simplesmente escolhamos nossas cinco principais prioridades e passemos 95% do nosso tempo fazendo *apenas* essas atividades. Carter tentou fazer isso por si mesma e, no início parecia impossível, mas agora ela entende que a chave para manter nossas cinco principais prioridades é alinhá-las com nossos valores e com nosso Propósito maior, e então é extremamente possível dizer não a todo o resto.

Nossas vidas ocupadas significam que sempre haverá momentos em que nos sentiremos sobrecarregados, mesmo dizendo não com mais frequência. No entanto, quanto mais estivermos conscientes de nossos motivos para dizer sim e de nosso Propósito, maior será a probabilidade de termos o tempo necessário para o que é mais importante para nós.

Há várias semanas, convidei dois amigos para jantar em minha casa e comemorar o aniversário de um deles, que termina em zero. Dois dias antes da festa, pensei que deveria cancelá-la ou pelo menos adiá-la, pois tinha muito o que fazer. Então, lembrei-me do motivo pelo qual a data foi marcada em primeiro lugar – porque valorizo as amizades, que se estendem por mais de vinte anos. O encontro estava marcado em minha agenda havia semanas, e nós três moramos em cidades diferentes e raramente nos encontramos. Eu me perguntei: "Manter minhas amizades não é uma das coisas mais importantes que posso fazer pelo meu bem-estar?". Quando reenquadrei o plano dessa forma, reconectando-me com meu Propósito, me senti mais calma e grata pelo tempo que teria com meus amigos.

◇◇◇◇◇◇◇◇◇◇

ESTÁ SE SENTINDO SOBRECARREGADA?

- Respire.
- Não se envolva.
- Tome um pouco de ar fresco.
- Afaste-se do turbilhão. Faça apenas uma coisa de cada vez.
- Lembre-se: Cada um com seus problemas.

◇◇◇◇◇◇◇◇◇◇

O mito da multitarefa

Muitas de nós acreditamos que somos muito boas, se não mestres, em multitarefas, e talvez algumas de nós considerem essa a nossa ferramenta de sobrevivência mais importante. Mas acontece que temos a capacidade de realizar apenas uma tarefa que requer nossa atenção de cada vez. Veja como o cérebro funciona quando se trata de multitarefa: temos o que chamamos de atenção parcial intermitente. Se você colocar três coisas em sua memória de trabalho, seu cérebro as processará uma a uma. Por mais que tentemos, não podemos nos sobrepor a isso. O que isso significa? Significa que o cérebro não é multitarefa, mas alterna rapidamente de uma coisa para outra. Depois de cada troca, quando nossa atenção retorna à tarefa original, a força de nossa atenção foi consideravelmente reduzida e pode levar vários minutos para voltar à concentração total.

A neurocientista Amishi Jha chama nossa memória de trabalho de quadro branco da mente, o local onde as informações que nossa atenção seleciona ficam estacionadas para nosso uso. Os cientistas costumavam pensar que nossa memória de trabalho poderia conter sete coisas, mais ou menos uma ou duas a mais, mas agora o número foi ajustado para apenas três a cinco coisas. A memória de trabalho funciona rapidamente – as coisas só estão presentes por cerca de trinta segundos. Não é de admirar que as coisas desapareçam de nosso radar mesmo com a melhor de nossas intenções; estamos enfrentando tinta que desaparece! Nosso quadro branco é reescrito assim que atingimos o máximo de três a cinco itens, o que – se sua vida for como a minha – acontece em segundos.

Quando realizamos multitarefas, somos ineficientes porque, quando fazemos mais de uma tarefa ao mesmo tempo, não conseguimos realizar bem nenhuma delas. A multitarefa também nos torna incapazes de lembrar se fizemos determinada coisa. Você já pensou que tinha enviado um e-mail, mas acabou descobrindo que não o fez? Sei que essa é uma notícia ruim para aqueles que dependem muito da multitarefa para enfrentar seus dias agitados. Não estou dizendo que não podemos fazer algumas coisas ao mesmo tempo que não exijam muita concentração, mas, quando se trata de tarefas exigentes que requerem toda a nossa atenção, a multitarefa não nos serve bem.

O cientista da computação Cal Newport distingue o que ele chama de "trabalho profundo", concentrando-se sem distração em uma tarefa cognitivamente exigente, do "trabalho superficial", que inclui enviar e-mails e atender ligações. Newport diz: "*Mesmo quando as pessoas acham que estão realizando uma única tarefa, o que elas ainda estão fazendo é, a cada cinco ou dez minutos, uma 'verificação simples'... mas mesmo essas verificações muito breves que mudam seu contexto, mesmo que brevemente, podem ter um enorme impacto negativo no seu desempenho cognitivo*" (um lembrete para você). O trabalho profundo só acontece quando reservamos um tempo para nos sentar com um único problema e trabalhar sem distrações. Se começarmos a realizar várias tarefas ao mesmo tempo, precisaremos de tempo para recomeçar. Se estivermos distraídos, não conseguiremos fazer nada de significativo.

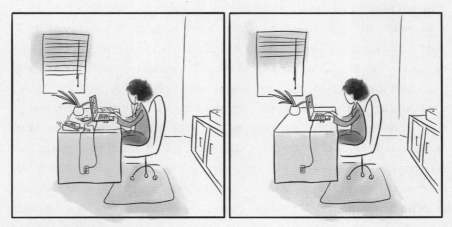

Figura 9 Multitarefa x. Tarefa única.

Newport recomenda programar um horário para realizar tarefas simples, como separar os e-mails em blocos, da mesma forma que faríamos com as reuniões, para garantir que nos dediquemos a uma única por vez.

Quantificando a tecnologia

Somos constantemente bombardeados por notícias, notificações e anúncios atraentes, todos competindo habilmente por dois de nossos recursos limitados: nosso tempo e nossa atenção. Nossa capacidade humana de criar é mais rápida do que nossa capacidade de adaptação. Será que conseguiremos nos adaptar às demandas 24 horas por dia, 7 dias por semana? Queremos nos adaptar às demandas 24 horas por dia, 7 dias por semana? Como podemos acompanhar nossa vida virtual e nossa vida real? Não é fácil deixar nossos dispositivos de lado, seja o smartphone, o iPad ou o laptop; eles funcionam como uma força magnética que nos tira do momento presente e consome nosso precioso tempo. Infelizmente, nossos dispositivos não vêm com regras de uso, mas as regras surgem informalmente dos vários ambientes em que nos encontramos diariamente. Estudos mostram, por exemplo, que assim que uma pessoa verifica seu dispositivo, outras se sentem autorizadas a fazer o mesmo. Gopi Kallayil, do Google, é uma das principais vozes que incentivam a atenção plena no local de trabalho e compara nossos telefones celulares à 207ª parte do nosso corpo. As expectativas no local de trabalho com relação à conectividade após o expediente ou durante as férias variam muito de empresa para empresa e até mesmo entre os departamentos de uma mesma empresa. Uma entrevistada, Jackie, compartilhou comigo que seu supervisor disse que não esperava que ela verificasse seu e-mail nos fins de semana, ao mesmo tempo que a advertiu que ela "não deveria perder um e-mail do Walter", o chefe de seu supervisor que é famoso por enviar e-mails a qualquer hora e esperar uma resposta em minutos. Um estudo sobre esses locais de trabalho constatou que o estabelecimento de limites mais saudáveis entre o trabalho e a vida pessoal beneficiaria as empresas por meio da saúde mental dos funcionários: "Se os funcionários se sentissem livres para traçar alguns limites entre suas vidas profissionais e pessoais, as organizações se beneficiariam de maior envolvimento, relacionamentos mais abertos e mais caminhos para o sucesso".

Alguns países não têm deixado que as empresas definam suas próprias expectativas quando se trata de e-mails após o expediente. A França, por exemplo, aprovou recentemente uma legislação que determina que os empregadores não podem esperar que os funcionários verifiquem seus e-mails fora do horário comercial. Nossa conectividade generalizada também chegou às escolas, com professores e a diretores cada vez mais preocupados com o uso do celular. Muitas escolas dos Estados Unidos adotaram políticas para regulamentar o uso de celulares ou até mesmo proibi-los durante o horário escolar[**], enquanto outras distribuem aos alunos "bolsas de segurança" transparentes todas as manhãs para manter seus dispositivos inoperantes, mas ao seu lado. As bolsas transparentes são um meio-termo, devido ao aumento da ansiedade quando as crianças são separadas de seus dispositivos.

As restrições ao uso de dispositivos em alguns países são ainda mais rigorosas. A França aprovou recentemente uma lei que proíbe os alunos de três a quinze anos de usar smartphones em qualquer lugar da escola, com poucas exceções. O Ministério da Educação também recomendou que as escolas instalem armários onde os alunos possam depositar seus telefones durante o dia. Essas regulamentações são uma resposta ao aumento consistente do uso entre as crianças; em 2017, quase 80% das pessoas nos Estados Unidos com idade entre doze e dezessete anos tinham um smartphone e, na França, 86% das pessoas na mesma faixa etária tinham um smartphone.

Inner-net é um termo cunhado por Kallayil para descrever nossas tecnologias internas (nossa mente e nosso corpo). Kallayil diz: "A tecnologia mais importante que cada pessoa pode usar todos os dias está dentro de nós – começando com nosso cérebro, começando com nossa respiração". Ele nos incentiva a nos desconectarmos de nossos dispositivos para nos conectarmos a nós mesmos, dando espaço para praticarmos a Presença e nos reconectarmos com nossos corpos e mentes. Dessa forma, podemos gerenciar melhor o dilúvio de distrações. Em nossa família, a internet é carinhosamente chamada de "infinet", pois sempre há algo mais a ser explorado e nunca terminamos. O infinito, por assim dizer, também nos dá uma sensação de insuficiência e urgência em acompanhar o Ritmo, o que

---

[**] No Brasil, em 13 de janeiro de 2025 foi sancionada a Lei Federal nº 15.100/2025 que proíbe o uso de celulares em escolas públicas e privadas durante as aulas, recreios e intervalos. A lei se aplica a todo o ensino básico, incluindo pré-escola, ensino fundamental e ensino médio.

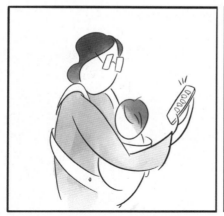 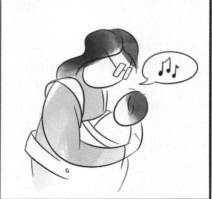

Figura 10 Desconecte-se dos dispositivos e conecte-se no agora.

é inútil e pode dar origem, se não considerarmos o Ritmo, a uma sensação de impotência e inadequação.

Regular como e quando usamos nossos dispositivos é uma medida prática que podemos adotar para nos controlarmos quando se trata de tecnologia, não apenas para proteger nossos limitados recursos naturais de atenção e tempo, mas também para nosso bem-estar. Como mencionei, 70% de nós dormimos com nossos telefones; podemos melhorar nosso bem-estar mantendo o celular fora da mesa de cabeceira. Veja como isso funciona: o maior pico de cortisol do dia ocorre nos primeiros quinze minutos após o despertar, e esse pico determina o quanto o cortisol se eleva para o restante do dia. Se acordarmos e pegarmos nossos telefones, apenas para sermos bombardeados com notícias e demandas, nosso nível de cortisol estará alto. Uma amiga me disse que, cinco minutos depois de acordar todas as manhãs, ela entra na internet e começa a negociar. Imagine seus níveis de cortisol! Por outro lado, se acordarmos com mais tranquilidade, teremos níveis mais altos de telomerase e, assim, aumentaremos nossa saúde e longevidade. Arianna Huffington abre espaço para a alegria todas as manhãs separando-se de seus dispositivos. Como ela explica, dessa forma, quando acordamos, temos tempo para respirar e estabelecer nossa intenção para o dia.

É um seixo, uma pedra ou um pedregulho?

Tenho uma amiga e vizinha de treze anos chamada Lily. Há alguns anos, tive a alegria de assistir à apresentação de sua turma da quarta série sobre resolução de problemas, na qual a professora deu a seguinte sugestão aos alunos: "Temos um seixo, uma pedra ou um pedregulho em nossas mãos?". A professora estava ilustrando para a classe a importância de avaliar a natureza e o tamanho de um problema antes de agir. Ao ouvir isso, pensei em como é relevante para o Ritmo. Lamentavelmente, às vezes dou a demandas e problemas muito diferentes o mesmo nível de atenção, o que geralmente significa avançar a toda a velocidade em praticamente tudo. Talvez essa também seja sua inclinação. Afinal, muitos de nós gostamos de fazer as coisas para poder riscá-las de nossas listas – melhor agora do que mais tarde.

Recentemente, tenho me esforçado para tentar desacelerar e determinar, caso a caso, o quanto é exigido de mim. Também me pergunto: "Quando posso, de forma realista, dedicar a atenção necessária à tarefa, considerando a capacidade cerebral e a energia emocional necessárias?". A visualização das imagens de um seixo, uma pedra e um pedregulho tem sido muito útil. Outras perguntas incluem analisar o que um determinado projeto exigirá – atenção e energia mínimas, médias ou substanciais? Qual é o grau de urgência? Também descobri que cada vez mais coisas podem esperar e, quando chego a elas, geralmente são menos assustadoras do que eram antes (lembre-se do nosso amigo "negligência seletiva"). Algumas delas até desaparecem! A tabela a seguir fornece um roteiro para o Ritmo. (Sim, eu sei que a maioria das respostas é composta de perguntas adicionais!)

ROTEIRO PARA O RITMO: VOCÊ ESTÁ NO CONTROLE	
Perguntas	**Respostas**
É um seixo, uma pedra ou um pedregulho?	Que recursos essa responsabilidade exigirá?
Qual é o prazo?	Como esse prazo se encaixa em sua agenda?

Qual é o tempo necessário?	Reserve um tempo realista para uma resposta boa o suficiente, não perfeita.
Você está atrasando alguém?	Qual é o impacto sobre os outros se você não agir prontamente?
Lembre-se: Reserve um tempo para controlar seu Ritmo.	

Nivelamento cumulativo

Criei o termo *nivelamento cumulativo* como um antídoto para o conceito evasivo de equilíbrio. O nivelamento cumulativo amplia nosso período de tempo em semanas, meses ou até anos. Já falamos sobre como nossas vidas são confusas, e o equilíbrio sugere gerenciar apenas duas coisas, o que raramente é o caso para qualquer um de nós. Além disso, se tendermos a olhar para um único dia para determinar se fomos capazes de viver de forma consistente com nosso Propósito ou Propósitos na vida, provavelmente ficaremos desapontados com frequência. Embora ilusório no dia a dia, podemos apreciar e perceber que estamos honrando vários dos nossos Propósitos de vida quando expandimos o período de tempo. Com a métrica de um mês em vez de uma semana, por exemplo, podemos perceber mais prontamente que estamos avançando na promoção de nossos propósitos, graças ao período de tempo mais longo.

Como Stacy, ex-editora de um jornal em Chicago, que apresentei anteriormente, descreve: "Um dia você está arrasando no trabalho, mas não chega em casa para jantar com seus filhos e se sente um fracasso como mãe, e no dia seguinte você tem um dia lento no trabalho, chega em casa a tempo de levar as crianças ao parquinho e se sente uma ótima mãe". A capacidade de dar um passo atrás e ver nossos dias com uma lente mais ampla pode fazer toda a diferença na maneira como nos sentimos em relação ao gerenciamento de nossas várias funções.

Da mesma forma, Shannon, a consultora e mãe de dois filhos que mencionei anteriormente, tem o seguinte a dizer sobre equilíbrio: "Não uso mais a palavra *equilíbrio*. Trata-se de escolhas. É muito importante dimensionar corretamente seu caminho. Quando estou fora da cidade por uma semana a trabalho, não paro, e trabalho de 12 a 14 horas por dia. Não estou pensando em equilíbrio. Estou pensando: *Fiz a escolha de fazer essa viagem de negócios. Na próxima semana, terei mais tempo com meus filhos.* Minha métrica não é dia a dia; é semana a semana e, às vezes, mês a mês. Desde que eu possa olhar para cada dia e saber por que ele é como é, estou bem".

Agora é um bom momento para ver por si mesma como isso funciona. Reveja seu dia e considere se foi capaz de incorporar alguns dos empreendimentos que promovem os Propósitos de sua vida. Agora, amplie sua visão para uma semana ou um mês e veja se consegue perceber a diferença.

Grandes aniversários e os intermediários

Como mencionei anteriormente, nossas idades cronológicas não nos definem. Uma mulher que entrevistei, recém-divorciada e com 31 anos, disse-me que se sentia "jovem aos 31 anos, mas, enquanto ainda estava infeliz no casamento aos 28 anos", sentia-se velha. Outra mulher disse: "Aos 29 anos eu me sentia tão jovem e, aos 30, sinto toda essa pressão". Várias mulheres na casa dos quarenta que entrevistei exclamaram: "Estou tão feliz por ter passado da fase dos vinte e dos trinta!". Uma mulher de 39 anos disse: "Gosto de estar à beira dos quarenta, mas não me sinto como se tivesse trinta! Estou pronta para os quarenta. Adeus a todas as incertezas sobre como será minha carreira, ter ou não filhos, ter ou não um cônjuge, onde morar. Estou aliviada com o fato de todas essas decisões incômodas já terem sido tomadas". Entrevistei pessoas de cinquenta anos que se sentiam "acabadas" em suas carreiras, pessoas de sessenta anos que estavam começando a trabalhar em novas áreas, pessoas de setenta anos que achavam que as coisas já estariam "mais devagar, mas não estão" e pessoas de oitenta anos que se sentem jovens demais para ter aulas para idosos na faculdade local.

Os aniversários são uma época em que podemos ter uma sensação de transitoriedade e impermanência. Podemos nos sentir especialmente vulneráveis quando estamos nos aproximando de um grande aniversário, especialmente um que termina em zero, que pode ser esperado por meses ou até anos e acompanhado de muitas expectativas. Quando se trata de Ritmo, os aniversários podem ser uma oportunidade para refletir sobre nossas vidas e fazer perguntas como "Em que capítulo da vida há coisas que estou tentando encaixar neste momento que podem esperar?". E, é claro, as perguntas sobre Ritmo necessariamente incluem também perguntas sobre Propósito, como "O que tem significado para mim neste momento?" e "Estou vivendo de forma consistente com meu Propósito?".

Isso certamente era verdade para Stephanie, que estava prestes a completar quarenta anos e finalmente havia encontrado um trabalho que adorava em Aurora, Colorado, como fisioterapeuta. Ela e o marido, vendedor de uma empresa local de petróleo e gás, juntamente com seus três filhos adolescentes, compraram sua primeira casa. No entanto, ao longo do último ano, Stephanie começou a perceber que não se sentia confortável com as pressões financeiras que acompanhavam a compra da casa dos seus sonhos. Por fim, Stephanie não aguentou mais e ela e o marido foram procurar um apartamento. Um mês após o aniversário de quarenta anos de Stephanie, eles venderam a casa e se mudaram. Quando perguntei o que ela achava de sua mudança, ela disse que, ao pensar em fazer quarenta anos, sentiu que "já era hora" de ela e o marido terem sua própria casa e que esse era seu "próximo passo de adulto". Alguns de nós podem ter, em um momento ou outro, associado um marco a um determinado estágio da vida ou idade cronológica, como Stephanie fez. A chave é continuar a usar o poder da Presença e fazer a nós mesmos as perguntas importantes sobre Propósito, Pivotamento e Ritmo – e não precisa ser apenas na época de um aniversário!

Aqui estão algumas boas notícias para aqueles que estão chegando aos sessenta anos. Já discutimos o viés da negatividade que todos nós compartilhamos, em que coisas positivas têm menos impacto em nosso comportamento do que coisas igualmente emocionais, mas negativas. No entanto, à medida que nos aproximamos dos sessenta anos ou mais, estudos mostram que nosso cérebro se tornará mais feliz. Pesquisas descobriram que a idade avançada está associada a níveis mais altos de satisfação geral, felicidade e bem-estar, e a níveis mais baixos de ansiedade, depressão e estresse. Quanto mais velhos formos, melhor será nossa saúde mental.

De acordo com a psicóloga Laura Carstensen, *o ponto ideal para nossa felicidade está entre o final dos sessenta e o início dos setenta anos*. À medida que avançamos em nossas décadas, Carstensen explica que experimentamos o que ela chama de "efeito de positividade". Temos a tendência de parar e apreciar mais as coisas, principalmente nossos relacionamentos e o momento presente. Em comparação com os jovens, as pessoas de meia-idade e as mais velhas tendem a ver o copo meio cheio; elas parecem se recuperar mais rapidamente das adversidades e se tornam melhores em viver no presente, concentrando-se no que é mais importante no momento. Carstensen diz: "Quando as pessoas enfrentam finais, elas tendem a mudar de metas sobre exploração e expansão de horizontes para metas sobre saborear relacionamentos e se concentrar em atividades significativas. Quando você se concentra em metas emocionalmente significativas, a vida melhora, você se sente melhor e as emoções negativas se tornam menos frequentes e mais passageiras quando ocorrem".

Aqui estão mais boas notícias: *Não há quase nenhuma evidência concreta da chamada crise da meia-idade.* Pesquisas realizadas ao longo de toda a vida mostram que a meia-idade e o período posterior são mais *uma renovação* do que *uma crise*. É um período de pausa ou de mudança de marcha (como discutimos na Parte 3, sobre Pivotamento), mas certamente não é um período de estagnação prolongada ou permanente, muito menos de crise. A meia-idade é um período estimulante; com a experiência atrás de nós e a promessa no futuro, estamos em um lugar único em nossas vidas. Como diz Barbara Hagerty, "passei a acreditar que os quarenta, cinquenta e sessenta anos são a fase menos compreendida e, de certa forma, a mais crítica da vida. *A meia-idade não é território de passagem*" (um lembrete para você). Hagerty também ressalta que, historicamente, qualquer evento significativo, como um acidente, doença, divórcio, a morte de um dos pais ou a ida de um filho para a faculdade, era rotulado como "crise da meia-idade" se ocorresse durante a meia-idade, mas, na verdade, esses eventos podem ocorrer em qualquer momento da vida, e as pesquisas mostram que as maiores mudanças na carreira e na família ocorrem *antes dos quarenta anos*. Não só a crise da meia-idade não existe como também podemos desenvolver mais resiliência à medida que envelhecemos – o que é especialmente útil, pois muitos dos maiores desafios da vida parecem se concentrar na meia-idade. Como Hagerty explica, "[temos] mais probabilidade de perder um pai ou cônjuge depois dos quarenta anos, mais probabilidade de sermos diagnosticados com câncer depois dos 45 e muito mais probabilidade de sermos substituídos por um funcionário mais jovem, mais barato e mais experiente em tecnologia depois dos cinquenta". Temos falado muito sobre como trazer à tona nosso lado mais resiliente, e algumas pesquisas sugerem que, à medida que envelhecemos, há um aumento natural da resiliência. Como diz o neurocientista Richard Davidson, "À medida que as pessoas envelhecem, elas têm mais experiência. Com a experiência, elas aprendem a regular melhor suas emoções. Elas também aprendem que os desafios que enfrentam não são o fim do mundo e que a vida continuará".

Imagino que todos concordamos que nossa saúde é mais importante do que a idade cronológica. Muitas vezes, continuamos a nos sentir jovens até enfrentarmos uma grande crise de saúde ou a perda de um ente querido. A psicóloga do desenvolvimento Bernice Neugarten faz uma distinção entre a idade jovem e o que ela chama de velhice, que é quando nossa saúde muda fundamentalmente a maneira como vivemos. Mary Pipher, em *Timoneiras: Assumindo o leme da vida com o passar da idade*, descreve o envelhecimento da seguinte forma: "A cada novo estágio da vida, superamos as estratégias que funcionaram para nós em um estágio anterior. Para sermos felizes nessa junção... não podemos simplesmente nos acomodar por sermos uma versão reduzida de nosso eu mais jovem, acrescentamos novos e expandir muitos outros. Aprendemos a equilibrar a perda de certos papéis com a criação de outros novos e mais úteis. *Com sorte, nos tornamos mais gentis e amáveis com nós mesmos*" (um lembrete para você). Como esta é a penúltima seção do livro, é apropriado terminar com a referência de Mary Pipher a sermos mais gentis e bondosos com nós mesmos, exatamente onde começamos nossa conversa.

O Ritmo em resumo

O antídoto para "fazer tudo-tudo ao mesmo tempo" em qualquer idade e estágio de nossas vidas é o Ritmo. Com o aumento constante do tempo de vida, agora podemos desfrutar de mais tempo do que nunca para buscar vários interesses pessoais e profissionais. A chave é concentrar nossos recursos limitados de tempo e atenção no que é mais importante para nós neste momento – sabendo que, com o Ritmo, haverá mais tempo em um capítulo posterior da vida para mudar nosso foco para outros Propósitos. Essa visão de longo prazo de nossa vida pode nos libertar do sentimento de urgência e da sobrecarga que muitos de nós experimentamos quando nos pressionamos para tentar encaixar muitos empreendimentos em uma única fase de nossa vida. O Ritmo também nos ajuda a estabelecer um ritmo que faça sentido para nós, por meio de maneiras práticas, que incluem dizer "não" com mais frequência, avaliar quanto tempo e energia um determinado desafio exigirá de nós e impor regras aos nossos dispositivos. Lembre-se, você define o Ritmo.

◊◊◊◊◊◊◊◊◊◊

SEIS RECURSOS PARA O RITMO

Defina seu próprio Ritmo.
Reconheça o estágio de vida em que você se encontra.
Aceite os obstáculos ao longo do caminho.
Perceba que você realmente não pode fazer tudo.
Tenha uma visão de longo prazo de sua vida.
Concentre seu recurso limitado de atenção no que é mais importante.

◊◊◊◊◊◊◊◊◊◊

Práticas de autocompaixão

Ao chegarmos às duas últimas meditações, vamos voltar ao ponto de partida de nossa jornada juntas. Exploramos como, muitas vezes, somos nosso próprio crítico interno em vez de um aliado, colocando expectativas irreais em nós mesmos e sentindo que, de alguma forma, estamos aquém, independentemente de nossa generosidade. Não posso deixá-la com presentes mais poderosos do que duas práticas de autocompaixão para que você tenha a quem recorrer quando não estiver tratando a si mesma como trataria seu melhor amigo. A primeira prática chama-se Tempo para a Gentileza e é inspirada nos três componentes da autocompaixão de Neff que mencionei anteriormente (autocompaixão, humanidade comum e atenção plena).

TEMPO PARA A GENTILEZA

- Sente-se confortavelmente ou deite-se.
- Feche os olhos total ou parcialmente com cuidado.
- Este é o seu momento.
- Valorize-o e proteja-o.
- Abra sua consciência para as sensações de seu corpo.
- Respire fundo.
- Não há necessidade de pressa neste momento.
- Traga à mente um desafio, uma luta ou uma situação que a esteja incomodando.
- Começando com a consciência atenta, observe como seu corpo se sente quando você pensa nesse desafio.
- Permita-se ficar com as sensações que sente em seu corpo.
- Simplesmente fique com o que já existe.
- Não há necessidade de ignorar ou afastar o que está sentindo.
- Simplesmente abra espaço para o que estiver sentindo.
- Diga algumas palavras para si mesma, como "Isso é difícil demais" ou "Estou passando por um momento muito difícil agora".
- Permita que essas sensações de aceitação e palavras de conforto sejam absorvidas.
- Esteja totalmente presente neste momento.
- Agora reconheça que cada um de nós enfrenta desafios como esse, em um momento ou outro.
- Isso é o que significa fazer parte de nossa família humana.
- Diga algumas palavras que a lembrem de que você não está sozinha, como "Outras pessoas se sentem da mesma forma que eu" ou "Isso é apenas uma parte natural da vida".
- Deixe que essas palavras sejam absorvidas.
- Trazendo o desafio à mente novamente, você está se culpando e achando que o que está acontecendo é, de alguma forma, responsabilidade sua?
- Lembre-se, não é necessário avaliar ou julgar.

- Você pode dar apoio e ser gentil consigo mesma, assim como faria com um amigo em uma situação semelhante, e dizer algumas palavras, como: "Eu me preocupo com você" ou "Estou aqui por você".
- Sinta-se à vontade para adicionar um toque físico que seja reconfortante para você. Por exemplo, coloque a mão sobre o coração ou dê em si mesma um abraço carinhoso.
- Ao nos prepararmos para o encerramento, lembre-se de que você pode retornar a essa prática a qualquer momento.
- Comprometa-se a se voltar para si mesma com gentileza sempre que necessário ao longo do dia.
- Quando estiver pronta, abra os olhos lentamente.

◇◇◇◇◇◇◇◇◇◇◇◇

A prática RAIN de Autocompaixão

A segunda prática de autocompaixão que você pode achar útil quando se sentir sobrecarregada ou não for boa o suficiente chama-se "RAIN", uma prática simples disponível 24 horas por dia, 7 dias por semana e muito fácil de lembrar! A professora de meditação Michele McDonald cunhou o acrônimo RAIN pela primeira vez há mais de vinte anos e ele ainda circula nas comunidades de meditação em várias formas. A que estou incluindo aqui é uma versão que a professora de mindfulness Tara Brach chama de RAIN of Self Compassion (RAIN da Autocompaixão). Em suas décadas de trabalho com dezenas de milhares de clientes e alunos de meditação, Brach observou que um sentimento de deficiência pessoal é epidêmico e diz que, quando nos sentimos indignos, entramos "em um transe que causa um tremendo sofrimento".

O "R" de RAIN, *recognize,* significa: *Reconheça o que está acontecendo.* Os sinais comuns do transe a que Brach se refere incluem uma voz interna crítica, ansiedade, sentimentos de vergonha ou medo ou o peso da pressão no corpo. O primeiro passo para sair do transe da indignidade é simplesmente reconhecer que estamos presos.

O "A" de RAIN, *allow,* significa: *Permitir que a experiência esteja aqui,* exatamente como está. Não precisamos consertar nada nem evitar nossos pensamentos e sentimentos. Quando estamos presos em autojulgamentos, permitir que eles existam não significa que concordamos com a crença de que somos indignos. Significa, simplesmente, reconhecer o surgimento do julgamento, bem como a dor que sentimos.

O "I" de RAIN, *investigate*, significa: *Investigar gentilmente e com cuidado*. Depois de reconhecermos e permitirmos o que quer que esteja surgindo, podemos aprofundar nossa atenção voltando-nos para dentro e perguntando: "Como estou vivenciando isso em meu corpo agora?". Investigar não significa descobrir a causa de nosso sofrimento, mas sim ser sistemática. Brach incentiva a investigação com gentileza e sem julgamento para que possamos criar um senso de segurança suficiente para nos conectarmos verdadeiramente com nossos medos, mágoas e vergonha.

Isso nos leva ao "N" de RAIN, *nurture*, que em algumas versões significa: *Não identificação*, ou seja, nosso senso de quem somos não está fundido com nossos pensamentos, sentimentos e sensações. Entretanto, no RAIN de Autocompaixão de Brach, "N" significa *Nutrir com Autocompaixão*, pois ela descobriu que a Prática RAIN é mais transformadora para seus alunos quando uma etapa completa é dedicada à autocompaixão. Embora a autocompaixão surja naturalmente quando reconhecemos que estamos sofrendo, Brach explica que "ela se torna plena quando intencionalmente nutrimos nossa vida interior com autocuidado".

Tente sentir sua parte mais vulnerável, onde você se sente pior e o que é necessário no momento. Um gesto de cuidado, que pode incluir dizer uma frase como "Estou ouvindo" ou "Não é sua culpa", colocar a mão no coração ou imaginar que está sendo banhada pela luz quente do sol, pode ser muito reconfortante e curador. Se for muito difícil oferecer essa bondade e amor a si mesma, lembre-se de um ser amoroso em sua vida, talvez um amigo ou um animal de estimação, e imagine o amor desse ser envolvendo você. A simples intenção de oferecer cuidado a nós mesmos começa a diminuir nossa tendência de nos diminuirmos.

Depois de concluir as quatro etapas ativas da Prática RAIN, reserve um tempo para simplesmente notar sua própria Presença, descansando em consciência aberta, não mais aprisionada pelo transe da indignidade e por crenças e atitudes inúteis.

A PRÁTICA RAIN DA AUTOCOMPAIXÃO

- Reconheça o que está acontecendo.
- Permita que a experiência esteja aqui, exatamente como ela é.
- Investigue com cuidado e delicadeza.
- Nutra-se com autocompaixão.
- Após a Prática RAIN, descanse em consciência aberta, percebendo sua própria presença.

PRINCÍPIOS COTIDIANOS DE PRESENÇA

- Não há problema em dizer não.
- A mudança é constante.
- Agora é um bom momento.
- Confie no que você sente.
- Autocuidado não é egoísmo.
- A comparação é a ladra de toda alegria.
- Boas amizades valem a energia.
- Uma pequena mudança pode fazer uma grande diferença.

Vinte sugestões para viver com Presença

OBRIGADA POR TER CONFIADO A MIM O SEU TEMPO NA JORNADA de leitura deste livro. Espero que algo nestas páginas tenha feito você se sentir "quinze centímetros mais alta", como disse um dos meus alunos após assistir a um dos meus workshops de fim de semana. Também espero que, de alguma forma, você já esteja vivenciando mais Presença, talvez percebendo um amortecedor para que possa responder com mais frequência, e não reagir, ou sentindo-se em contato mais próximo com o Propósito de sua vida, ou vendo mais oportunidades em sua vida por meio do Pivotamento – antes que seja absolutamente necessário –, ou usando o Ritmo como um lembrete gentil de que, neste momento específico de sua vida, você está exatamente onde deveria estar. Sim, vale a pena repetir essa frase para si mesma: "Estou exatamente onde deveria estar".

À medida que você avança, aqui estão vinte sugestões para desfrutar de mais Presença, que podem iluminar e informar não apenas o Propósito de sua vida, mas também suas decisões quando se trata de Pivotamento e ter Ritmo. Acredito que elas serão pontos de referência para você ao longo de sua jornada.

Sobre o poder da Presença

- Se você é como todos nós, ou seja, humana, pode ter uma mente ocupada e propensa a divagar com frequência. A chave é trazer sua atenção de volta ao momento presente, no maior número possível de momentos ao longo do dia.
- Uma ou duas respirações por vez, um ou dois momentos quando e onde você puder, tudo isso serve para trazê-la para o presente. Nenhum momento é mais importante do que outro.
- Não podemos mudar os outros, nem os acontecimentos mundiais, mas podemos mudar nosso relacionamento com ambos. E é aí que reside o poder transformador da Presença.
- As emoções vêm e vão, a menos que tentemos afastá-las ou nos apegar a elas.
- O estresse é uma parte inerente de nossas vidas engajadas de significado. Reenquadrar a forma como *pensamos* sobre o estresse muda profundamente se ele nos afeta de forma positiva ou negativa.
- Nossos pensamentos podem ou não ser verdadeiros.
- Viver com mais Presença significa ter mais opções.
- A Presença não é uma panaceia, mas pode estabelecer a base para mudanças pequenas, poderosas e duradouras em nossa vida.

Sobre Presença e Propósito

- Encontrar e ter Propósito na vida começa com a Presença. Nosso Propósito dá direção e significado à vida. O Propósito surge a partir do que é pessoalmente significativo para nós e tem um impacto além de nós mesmos.
- O Propósito não é um luxo reservado aos privilegiados. Ele é gratuito, está disponível 24 horas por dia, 7 dias por semana e é uma necessidade para o bem-estar de cada um de nós.
- Nossas vidas são complexas e todos temos dias difíceis e desanimadores, mas o Propósito pode nos manter firmes nos momentos mais difíceis.
- O Propósito pode ser dissociado da paixão. Muitos de nós talvez não consigamos identificar uma paixão, mesmo assim podemos viver vidas com propósito.

Sobre Presença e Pivotamento

- O Pivotamento começa com a Presença. Somente sabendo o que estamos vivenciando e o que é mais importante para nós é que podemos determinar se precisamos ou não fazer uma mudança em nossa vida.
- Nossa natureza humana é de resistir à mudança e de evitar a incerteza; no entanto, a mudança *antes que* seja absolutamente necessária geralmente significa ter mais opções.
- Todos os nossos recursos, inclusive experiências e relacionamentos, nos apoiam antes, durante e depois do Pivotamento.
- Não há decisões perfeitas, apenas decisões capacitadas.

Sobre Presença e *Pacing* (Ritmo)

- O Ritmo começa com a Presença. Somente com uma mente aberta e clara é que podemos discernir nossas prioridades para nos mantermos no ritmo.
- Embora a maioria de nós pense que é excelente em multitarefas, nosso cérebro, na verdade, não consegue processar várias tarefas simultaneamente, mas alterna rapidamente de uma tarefa para outra. Quando voltamos nossa atenção para uma tarefa anterior, pode levar vários minutos para atingirmos novamente a concentração total.
- Permitir a transição entre os eventos não é tempo perdido, mas sim necessário para o rejuvenescimento.
- As redes sociais nos bombardeiam, e o Ritmo nos convida a regular nosso consumo. Lembre-se de que não precisamos responder a tudo.

Mais fontes de informação

Vamos conversar mais
Estamos apenas começando. Estou ansiosa para continuar nossa conversa em carolinewelch.com e facebook.com/carolinewelch author. Além disso, convido você a iniciar ou participar de um Grupo de Presença em www.carolinewelch.com/presence-groups. Independentemente de sua idade ou localização, agora é um bom momento para se reunir para explorar, apoiar e compartilhar ideias sobre como a Presença e os 3 Ps podem fazer a diferença em sua vida.

Leitura recomendada
Para obter a lista de leitura recomendada mais recente, acesse: www.carolinewelch.com/recommended-reading.

Uma amostragem de recursos de atenção plena
1440 Multiversity: https://1440.org/

Recursos de Tara Brach: https://www.tarabrach.com/

Laboratório do Dr. Judson Brewer: https://www.brown.edu/academics/public-health/research/mindfulness/

Center for Compassion and Altruism Research and Education (Centro de Pesquisa e Educação sobre Compaixão e Altruísmo), Universidade de Stanford: http://ccare.stanford.edu

Center for Healthy Minds (Centro para Mentes Saudáveis), Universidade de Wisconsin-Madison: https://centerhealthyminds.org

Laboratório da Dra. Elissa Epel: http://www.amecenter.ucsf.edu

Instituto Garrison: https://www.garrisoninstitute.org/

Greater Good Science Center, Universidade da Califórnia em Berkeley: https://greatergood.berkeley.edu

Meditação InsightLA: https://insightla.org/

Sociedade de Meditação Insight: https://www.dharma.org/

Laboratório da Dra. Amishi Jha: http://www.amishi.com/lab/

Meditações guiadas de Jon Kabat-Zinn: https://www.mindfulnesscds.com/

Recursos de Jack Kornfield: https://jackkornfield.com/

MARC na UCLA: https://www.uclahealth.org/marc/

Mind & Life Institute: https://mindandlife.org

Mindfulness-Based Cognitive Therapy: http://mbct.com

Cursos e workshops on-line do Mindsight Institute: https://www.mindsightinstitute.com

National Center for Complementary and Integrative Health (Centro Nacional de Saúde Complementar e Integrativa): https://nccih.nih.gov

Instituto Ômega: https://www.eomega.org/

Recursos do Dr. Dan Siegel: http://www.drdansiegel.com/press/

Sounds True: https://www.soundstrue.com/store/

Spirit Rock: https://www.spiritrock.org/

Centro de Pesquisa de Consciência Consciente da UCLA: http://marc.ucla.edu

Agradecimentos

Meu trabalho no Mindsight Institute nos últimos doze anos, juntamente com minha prática de atenção plena, que começou há mais de quarenta anos, quando eu morava no Japão, deu o impulso para este livro.

Sou grata à minha editora, Sara Carder, da TarcherPerigee na Penguin Random House, que durante anos acreditou em minha escrita e esperou pacientemente até que finalmente eu estivesse pronta para escrever meu primeiro livro. Sinto-me muito feliz por ter me beneficiado de sua visão, incentivo e mais de vinte anos de experiência em publicações. A extraordinária assistente editorial Rachel Ayotte foi maravilhosa, respondeu a todas as perguntas e me manteve dentro do prazo. A editora de texto Amy Schneider foi extremamente hábil em aprimorar cada detalhe. Agradeço profundamente à editora Megan Newman; à gerente de produção Anne Chan; à editora de produção Claire Winecoff; à designer do miolo Elke Sigal; à designer de capa Jess Morphew e sua equipe; e à equipe de publicidade e marketing, Casey Maloney, Farin Schlussel, Sara Johnson e Carla Iannone.

Minha agente literária, Joelle Delbourgo, se identificou com esse projeto desde o início e tem sido inestimável na orientação de minha redação e edição. Joelle me proporcionou uma Presença calma, bem-humorada e otimista, que valorizei durante todo o processo.

Também sou grata a Elissa Epel, que insistiu para que eu iniciasse o livro em um retiro de escrita, o que acabou sendo a única maneira de não apenas começar a escrever, mas também escrevê-lo até o fim. Muito obrigada à minha prima Katherine Eskovitz por ajustar o tema comigo em uma manhã ensolarada na cafeteria do nosso bairro. Também sou grata a Diane Ackerman, que leu parte do que alguns escritores chamam, com precisão, de "primeiro rascunho bobo" e só teve palavras de incentivo.

Muito obrigada também a Susan Kaiser Greenland, que me disse que não escrever também é escrever. Isso não fez muito sentido quando ela disse pela primeira vez, mas passei a apreciar a importância de deixar as ideias fermentarem. Também sou grata a Kate Capshaw por compartilhar a sabedoria de como seguir em frente com um livro ou qualquer obra de arte. Sem essa perspectiva, talvez eu ainda estivesse escrevendo.

As fontes científicas são numerosas demais para serem listadas aqui, mas sou profundamente grata por todo o trabalho valioso que está sendo feito todos os dias para expandir nosso conhecimento. As alunas de pós-graduação Talya Vogel, pesquisadora de significado no PGSP-Stanford Psy.D. Consortium, e Ellie Weisbaum, pesquisadora de mindfulness na Universidade de Toronto, revisaram os rascunhos em estágios críticos e me ajudaram a aprimorar meu entendimento não apenas de Presença e Propósito, mas também da relação entre eles.

Sou grata aos professores, pesquisadores e poetas de mindfulness que nos fornecem inspiração e percepções, algumas das quais permeiam estas páginas. Agradecimentos especiais a Tara Brach, Simone Humphrey, Kristin Neff, Sharon Salzberg, Zindel Segal, Dan Siegel, Signe Simon, John Teasdale e Mark Williams, cujas práticas de atenção plena estão incluídas aqui.

Um agradecimento especial a Julia Willinger por ter me indicado a ilustradora perfeita para este trabalho, Carolyn Arcabascio. A criatividade de Carolyn deu vida a alguns dos conceitos abstratos do livro, e trabalhar com ela foi incrível. Laura Alvarez, Kristine Daily e Madeleine Siegel compartilharam seu talento em design e forneceram feedback oportuno à medida que as ilustrações tomavam forma.

Admiro e aprecio a franqueza, a vulnerabilidade e a sabedoria coletiva das mais de cem mulheres que entrevistei sobre suas experiências com

Presença, Propósito, Pivotamento e Ritmo. Embora a maioria tenha preferido o anonimato, algumas são citadas no trabalho, como Cate Furay, Trudy Goodman, Mimi Guarneri, Sky Jarrett, Amishi Jha, Sará King, Razeea Lemaignen, Rhonda Magee, Pamela McCauley, Peggy O'Kane, Sharon Salzberg, Shauna Shapiro, Ruchika Sikri e Marie Tsuruda. Embora eu não tenha podido incluir todas as histórias fortalecedoras que ouvi, o espírito de cada uma delas informou e inspirou meu trabalho.

Escrever um livro é, em grande parte, uma atividade solitária. Estas organizações foram algumas das que me proporcionaram oportunidades de compartilhar e trocar ideias com acadêmicos e estudantes nos últimos cinco anos, incluindo The Art and Benefit of Mindfulness no Brahm Center, em Singapura; Center for Research in Neuropsychology and Cognitive Behavioral Intervention, Universidade de Coimbra, Portugal; CIMBA Itália; Early Childhood Learning and Development Conference em Perth, Austrália; The annual Mindful Leadership Summits em Washington; a 1440 Multiversity em Scotts Valley, Califórnia; e as Conferências anuais de Psicoterapia Networker em Washington.

O apoio veio de várias formas: desde o círculo de mulheres fortes com quem sempre posso contar até os comitês ad hoc de títulos e capas de livros compostos por colegas, ex-alunos, familiares, amigos, artistas, designers gráficos e meus dois grupos de livros. Muito obrigada por reservarem um tempo para enviar seus comentários por e-mail. Espaços sagrados para escrever também são essenciais. Agradeço imensamente a Joanie e Scott Kriens por sua visão ao criar o 1440 Multiversity nas sequoias da Califórnia, que proporciona um ambiente ideal para o trabalho criativo. Também sou profundamente grata a Cindy Winebaum por oferecer generosamente um santuário de escrita, à distância rápida viagem de carro do meu escritório.

Jenn Bleyer, Katherine Eskovitz, Laura Hubber e Madeleine Siegel trouxeram seu imenso talento editorial para o manuscrito. Seus comentários francos, incisivos e abrangentes, incluindo edições linha por linha, moldaram profundamente o trabalho e me ajudaram a descobrir a estrutura final do livro. Meus mais profundos agradecimentos também a várias outras pessoas que leram rascunhos em vários momentos e compartilharam suas reflexões criteriosas, incluindo Debra Crow, Jenny Lorant, Deena Margolin, Sue Siegel, Jennifer Taub e Alta Tseng.

Também sou grata à minha equipe no Mindsight Institute. Kayla Newcomer trabalhou incansavelmente como minha assistente de pesquisa e caixa de ressonância por dois anos. Phoebe Kiekhofer foi uma editora magistral em uma fase crítica do desenvolvimento do manuscrito; Kristi Morelli trouxe uma mente clara e novos olhos para o manuscrito em suas fases finais de edição; e Alexandra O'Brien gerenciou meticulosamente as citações e as várias versões do manuscrito. Agradecimentos profundos também a Adriana Copeland, Jane Daily, Andrew Schulman, Ashish Soni e Priscilla Vega por seu apoio constante.

Meus sonhos para este livro não poderiam ter se concretizado sem o amor, a alegria e a inspiração de minha maravilhosa família durante as várias etapas do processo de escrita. Meu filho, Alexander, foi uma fonte contínua de incentivo, que incluiu a opinião sobre títulos e designs de capa. Minha filha, Madeleine, ofereceu uma disposição inabalável para discutir ideias e revisar rascunhos. Suas mensagens, como "Você conseguiu, mamãe", pareciam chegar na hora certa e me fizeram continuar. Meu parceiro de vida e de trabalho, Daniel Siegel, fonte de neurociência atualizada, teve a paciência de responder às minhas intermináveis perguntas enquanto eu tentava descobrir como transmitir a ciência de forma precisa e acessível. Em geral, era um sinal de que teríamos uma longa discussão quando, em resposta a uma de minhas perguntas, Dan dizia algo como: "Bem, isso é interessante...". Eu não tinha pensado nisso dessa forma, mas tenho seis observações", ao que eu poderia perguntar (às vezes seriamente): "Apenas seis?".

Também sou grata pela oportunidade de compartilhar este trabalho com você e espero que ele abra portas para a Presença que melhorem seu bem-estar.

Notas

INTRODUÇÃO

X As pesquisas mostram como é poderoso:

HILL, Patrick L.; TURIANO, Nicholas A. Purpose in life as a predictor of mortality across adulthood. *Psychological Science*, v. 25, n. 7, p. 1482-1486, 2014.

SCHAEFER, Stacey M.; BOYLAN, Jennifer Morozink; VAN REEKUM, Carien M.; LAPATE, Regina C.; NORRIS, Catherine J.; RYFF, Carol D.; DAVIDSON, Richard J. Purpose in life predicts better emotional recovery from negative stimuli. *PLOS One*, v. 8, n. 11, p. 1-9, 2013.

RYFF, Carol. Psychological well-being revisited: advances in science and practice. *Psychotherapy and Psychosomatics*, v. 83, n. 1, p. 10-28, 2014.

XIV Pesquisas confirmam que estar presente:

EPEL, Elissa S.; PUTERMAN, Eli; LIN, Jue; BLACKBURN, Elizabeth; LAZARO, Alanie; MENDES, Wendy Berry. Wandering minds and aging cells. *Clinical Psychological Science*, v. 1, n. 1, p. 75-83, 2012.

PARTE 1– O PODER DA PRESENÇA

1 Não precisamos ser perfeitos:
PIPHER, Mary. *Flourishing as We Age.* Discurso principal em *Therapy in a Challenging World*, Psychotherapy Networker Symposium, Washington, D.C., 22 mar. 2019.

1 Em um dia normal, a maioria de nós fala:
DAVID, Susan. *Emotional Agility: Get Unstuck, Embrace Change, and Thrive in Work and Life.* Nova York: Avery, 2015. p. 20.

2 Como disse Mark Twain:
SHAPIRO, Fred. You can quote them. *Yale Alumni Magazine*, New Haven, set./out. 2011. Disponível em: https://yalealumnimagazine.com/articles/3269-you-can-quote-them. Acesso em: 7 fev. 2025.

3 Usarei os termos Presença, atenção plena e consciência consciente:
KABAT-ZINN, Jon. *Mindfulness for Beginners: Reclaiming the Present Moment-and Your Life.* Boulder, CO: Sounds True, 2012. p. 1.

3 Às vezes, Kabat-Zinn acrescenta a frase:
KABAT-ZINN, Jon. *Mindfulness for Beginners: Reclaiming the Present Moment-and Your Life.* Boulder, CO: Sounds True, 2012. p. 17.

3 A professora de atenção plena Susan Bauer-Wu:
BAUER-WU, Susan. *Leaves Falling Gently: Living Fully with Serious and Life-Limiting Illness Through Mindfulness, Compassion, and Connectedness.* Oakland, CA: New Harbinger, 2011. p. 5.

4 Os psicólogos Matthew Killingsworth e Daniel Gilbert estudaram:
KILLINGSWORTH, M. A.; GILBERT, D. T. A Wandering Mind is an Unhappy Mind. *Science*, v. 330, n. 6006, p. 932, 2010.

6 Essas características são inspiradas no trabalho:
EASDALE, John; WILLIAMS, Mark; SEGAL, Zindel. *The Mindful Way Workbook: An 8-Week Program to Free Yourself from Depression and Emotional Distress.* Nova York: Guilford Press, 2014. p. 22-25.

8 Teasdale, Williams e Segal explicam isso da seguinte forma:
TEASDALE, John; WILLIAMS, Mark; SEGAL, Zindel. *The Mindful Way Workbook: An 8-Week Program to Free Yourself from Depression and Emotional Distress.* Nova York: Guilford Press, 2014. p. 65.

11 A professora e pesquisadora Brené Brown usa a história:
BROWN, Brené. *Live Talks Los Angeles*, 24 mar. 2017.

12 Explorar nossos desafios com gentileza e curiosidade:
BREINES, Juliana G.; CHEN, Serena. Self-compassion Increases Self-improvement Motivation. *Personality and Social Psychology Bulletin*, v. 38, n. 9, p. 1133-1143, 201.

12 Cada um de nós experimenta a aversão:
BLACKBURN, Elizabeth; EPEL, Elissa. *The Telomere Effect: A Revolutionary Approach to Living Younger, Healthier, Longer.* Nova York: Grand Central, 2017. p. 149.

12 A psicóloga Shauna Shapiro explica:
SHAPIRO, Shauna. Mindfulness/heartfulness. *Mind, Consciousness, and the Cultivation of Well-Being.* Interpersonal Neurobiology Conference, UCLA, Los Angeles, Califórnia, 3-5 mar. 2017.

13 Muitos professores de mindfulness usam a frase:
TEASDALE, John; WILLIAMS, Mark; SEGAL, Zindel. *The Mindful Way Workbook: An 8-Week Program to Free Yourself from Depression and Emotional Distress.* Nova York: Guilford Press, 2014. p. 130.

15 A autora Byron Katie incentiva seus alunos:
KATIE, Byron; MITCHELL, Stephen. *A Thousand Names for Joy: Living in Harmony with the Way Things Are.* Nova York: Three Rivers Press, 2008. p. x.

16 A pesquisadora da Universidade da Califórnia em Los Angeles Susan Smalley e a professora de mindfulness Diana Winston:
SMALLEY, Susan; WINSTON, Diana. *Fully Present: The Science, Art, and Practice of Mindfulness.* Boston: Da Capo Lifelong Books, 2010. p. 185-186.

16 A professora de meditação Sharon Salzberg descreve:
Sharon Salzberg, entrevista concedida à autora, 18 de janeiro de 2018.

18 A ciência subjacente aos benefícios da atenção plena:
OLEMAN, Daniel; DAVIDSON, Richard J. *Altered Traits: Science Reveals How Meditation Changes Your Mind, Brain, and Body*. Nova York: Avery, 2017. p. 14, 77.

19 Mais boas notícias: a capacidade do nosso cérebro de formar:
OCCIA, Maddalena; PICCARDI, Laura; GUARIGLIA, Paola. The Meditative Mind: A Comprehensive Meta-analysis of MRI Studies. *BioMed Research International*, 2015. Disponível em: http://dx.doi.org/10.1155/2015/419808. Acesso em: 7 fev. 2025.

20 A neurocientista Carla Shatz parafraseou o que disse o pesquisador Donald Hebb:
SHATZ, Carla. The Developing Brain. *Scientific American*, v. 267, n. 3, p. 60-67, set. 1992.

20 Aqui está o processo relacionado à atenção:
SIEGEL, Daniel. *Aware: The Science and Practice of Presence – The Groundbreaking Meditation Practice*. Nova York: TarcherPerigee, 2018. p. 19.

20 Como Goleman e Davidson apontam:
GOLEMAN, Daniel; DAVIDSON, Richard J. *Altered Traits: Science Reveals How Meditation Changes Your Mind, Brain, and Body*. Nova York: Avery, 2017. p. 17.

21 O neurocientista Judson Brewer ressalta que, embora as funções exatas:
BREWER, Judson. *The Craving Mind: From Cigarettes to Smartphones to Love- -Why We Get Hooked and How We Can Break Bad Habits*. New Haven, CT: Yale University Press, 2017. p. 100.

23 A pesquisadora Kristin Neff, pioneira nesse campo, identifica três componentes principais:
RAES, Filip; POMMIER, Elizabeth; NEFF, Kristin D.; VAN GUCHT, Dinska. Construction and Factorial Validation of a Short Form of the Self-Compassion Scale. *Clinical Psychology and Psychotherapy*, v. 18, n. 3, p. 250-255, 2011.

NEFF, Kristin D.; DAHM, Katie A. Self-Compassion: What It Is, What It Does, and How It Relates to Mindfulness. In: OSTAFIN, Brian D.; ROBINSON, Michael D.; MEIER, Brian P. (eds.). *Mindfulness and Self-Regulation*. Nova York: Springer, 2015. p. 121-137.

NEFF, Kristin. Self-Compassion: An Alternative Conceptualization of a Healthy Attitude Toward Oneself. *Self and Identity*, v. 2, p. 85-101.

24 Neff experimentou o poder da autocompaixão:
NEFF, Kristin. Mind, Consciousness, and the Cultivation of Well-Being. Interpersonal Neurobiology Conference, UCLA, Los Angeles, Califórnia, 17-19 mar. 2017.

24 A autocompaixão consiste em ser gentil:
NEFF, Kristin. Mind, Consciousness, and the Cultivation of Well-Being. Interpersonal Neurobiology Conference, UCLA, Los Angeles, Califórnia, 17-19 mar. 2017.

24 Pesquisas mostram que 80% de nós:
BLUTH, Karen. How to Help Teens Become More Self-Compassionate. *Greater Good Magazine*, 19 out. 2017. Disponível em: https://greatergood.berkeley.edu/article/item/how_to_help_teens_become_more_self_compassionate. Acesso em: 5 fev. 2025.

24 As pessoas que praticam a autocompaixão desfrutam de inúmeros benefícios:
FINLAY-JONES, Amy L.; REES, Clare S.; KANE, Robert T. Self-Compassion, Emotion Regulation and Stress Among Australian Psychologists: Testing an Emotion Regulation Model of Self- Compassion Using Structural Equation Modeling. *PLOS One*, v. 10, n. 7, e0133481, jul. 2015.

24 Como aponta Neff, o aumento da autocompaixão:
NEFF, Kristin. Mind, Consciousness, and the Cultivation of Well-Being. Interpersonal Neurobiology Conference, UCLA, Los Angeles, Califórnia, 17-19 mar. 2017.

24 Um estudo com casais divorciados:
SBARRA, David A.; SMITH, Hillary L.; MEHL, Matthias R. When Leaving Your Ex, Love Yourself: Observational Ratings of Self-Compassion Predict the Course of Emotional Recovery Following Marital Separation. *Psychological Science*, v. 23, n. 3, p. 261-269, ago. 2011.

24 Da mesma forma, para veteranos que acabaram de voltar de um combate:
HIRAOKA, Regina; MEYER, Eric C.; KIMBREL, Nathan A.; DEBEER, Bryann B.; GULLIVER, Suzy Bird; MORISSETTE, Sandra B. Self-Compassion as a Prospective Predictor of PTSD Symptom Severity Among Trauma-Exposed U.S. Iraq and Afghanistan War Veterans. *Journal of Traumatic Stress*, v. 28, n. 2, p. 127-133, abr. 2015.

25 A perfeição não faz você se sentir perfeito:
SHRIVER, Maria. *I've Been Thinking...: Reflections, Prayers, and Meditations for a Meaningful Life*. Nova York: Pamela/Dorman Books, 2018. p. 75.

26 Escala de Autocompaixão – versão resumida:
Disponível em: https://self-compassion.org/wp-content/uploads/2015/02/ShortSCS.pdf. Acesso em: 7 fev. 2025.

26 Talvez você saiba que os psicólogos exaltavam:
NEFF, Kristin. Mind, Consciousness, and the Cultivation of Well-Being. Interpersonal Neurobiology Conference, UCLA, Los Angeles, Califórnia, 17-19 mar. 2017.

30 Brewer chama o cérebro:
BREWER, Judson; HEALEY, Tara. How the Science and Practice of Awareness Supports Well-Being and Performance. Workshop na *Mindful Life Conference*, Arlington, Virgínia, 28 abr. 2016.

31 A psicóloga pesquisadora Ellen Langer explica:
IE, Amanda; NGNOUMEN, Christelle T.; LANGER, Ellen J. *The Wiley Blackwell Handbook of Mindfulness*. Hoboken, NJ: Wiley, 2014. p. 11-26.

31 Parte de nossa ânsia de sempre preencher:

FREYD, Jennifer J. Five Hunches About Perceptual Processes and Dynamic Representations. In: MEYER, David E.; KORNBLUM, Sylvan (eds.). *Attention and Performance XIV: Synergies in Experimental Psychology, Artificial Intelligence, and Cognitive Neuroscience*. Cambridge, MA: MIT Press, 1993. p. 99-119.

32 A pesquisa de Langer mostra que, quando:

IE, Amanda; NGNOUMEN, Christelle T.; LANGER, Ellen J. *The Wiley Blackwell Handbook of Mindfulness*. Hoboken, NJ: Wiley, 2014. p. 11-26.

32 Nada dura, nada está acabado:

POWELL, Richard. *Wabi-Sabi Simple: Crie beleza. Value Imperfection. Live Deeply*. Avon, MA: Adams Media, 2004.

33 Os alunos do sexo masculino sempre superestimam sua média de notas (GPA):

MOHR, Tara Sophia. Why Women Don't Apply for Jobs Unless They're 100% Qualified. *Harvard Business Review*, 25 ago. 2014. Disponível em: https://hbr.org/2014/08/why-women-dont-apply-for-jobs-unless-theyre-100-qualified. Acesso em: 5 fev. 2025.

33 Além disso, ao encontrar emprego, quase 60% dos homens:

SANDBERG, Sheryl. Why We Women Have Too Few Women Leaders. Filmado em 2010 em Washington, D.C. Vídeo *TEDWomen*, 14:51 min. Disponível em: https://www.ted.com/talks/sheryl_sandberg_why_we_have_too_few_women_leaders/up-next?language=en. Acesso em: 5 fev. 2025.

36 A neurocientista Amishi Jha cresceu na Índia:

HA, Amishi. Entrevista concedida à autora, 8 nov. 2017.

36 Como diretora de seu laboratório de ciências:

HA, Amishi. Entrevista concedida à autora, 8 nov. 2017.

37 Acho que estar aqui é isso:
O'DONOHUE, John; SIEGEL, Daniel J. Awakening the Mind. Workshop, Berkshires, Massachusetts, 2006. Citado em: SIEGEL, Daniel J. *Aware: The Science and Practice of Presence.* Nova York: TarcherPerigee, 2018. p. 347.

39 As pesquisas mostram que as mulheres têm níveis de estresse mais altos:
AMERICAN PSYCHOLOGICAL ASSOCIATION. Stress in America™: The State of Our Nation. Pesquisa anual, 2017. Disponível em: https://www.apa.org/news/press/releases/stress/2017/state-nation.pdf. Acesso em: 5 fev. 2025.

40 O que fez McGonigal mudar de ideia sobre o estresse?:
MCGONIGAL, Kelly. *The Upside of Stress: Why Stress Is Good for You, and How to Get Good at It.* Nova York: Avery, 2016. p. 2-3.

40 McGonigal explica isso da seguinte forma:
MCGONIGAL, Kelly. *The Upside of Stress: Why Stress Is Good for You, and How to Get Good at It.* Nova York: Avery, 2016. p. 87.

41 Permanecer em estado de ameaça por longos períodos:
DWECK, Carol S. *Mindset: The New Psychology of Success.* Nova York: Ballantine, 2006.

41 Os cientistas sociais usam a chamada *teoria do estresse de minorias*:
HOLMAN, Elizabeth Grace. Theoretical Extensions of Minority Stress Theory for Sexual Minority Individuals in the Workplace: A Cross-Contextual Understanding of Minority Stress Processes. *Journal of Family Theory*, v. 10, n. 1, 2018.

LEVY, Dorainne J.; HEISSEL, Jennifer A.; RICHESON, Jennifer A.; ADAM, Emma K. Psychological and Biological Responses to Race-Based Social Stress as Pathways to Disparities in Educational Outcomes. *American Psychologist*, v. 71, n. 6, p. 455-473, 2016.

FROST, David M.; LEHAVOT, Keren; MEYER, Ilan H. Minority Stress and Physical Health Among Sexual Minority Individuals. *Journal of Behavioral Medicine*, v. 38, n. 1, p. 1-8, 2015.

MEYER, Ilan H. Prejudice, Social Stress, and Mental Health in Lesbian, Gay, and Bisexual Populations: Conceptual Issues and Research Evidence. *Psychological Bulletin*, v. 129, n. 5, p. 19, 2003.

41 As mulheres com filhos lutam para adaptar suas carreiras:
CRESWELL, Julie. As PepsiCo's CEO Plans Exit, Women's Corporate Clout Fades. *Star Business Journal*, 7 ago. 2018. Disponível em: https://www.businessbreakingnews.net/2018/08/as-pepsicos-ceo-plans-exit-womens-corporate-clout-fades/. Acesso em: 5 fev. 2025.

42 Quando perguntei a Jacqueline sobre a penalidade da maternidade:
ARTER, Jacqueline. Entrevista concedida à autora, 25 jul. 2018.

42 Os líderes empresariais defendem valores "favoráveis à família":
JACOBS, Emma. Personal Photos at Work: Pictures That Paint a Thousand Words. *Financial Times*, 17 ago. 2015. Disponível em: https://www.ft.com/content/e4a39190-39f8-11e5-bbd1-b37bc06f590c. Acesso em: 5 fev. 2025.

43 Em geral, os empregadores têm sido vistos recompensando mais os pais:
JACOBS, Emma. Personal Photos at Work: Pictures That Paint a Thousand Words. *Financial Times*, 17 ago. 2015.

43 Estudos de casais heterossexuais confirmam:
BREWSTER, Melanie E. Lesbian Women and Household Labor Division: A Systematic Review of Scholarly Research from 2000 to 2015. *Journal of Lesbian Studies*, v. 21, n. 1, p. 47-69, set. 2016.

TORNELLO, Samantha L.; SONNENBERG, Bettina N.; PATTERSON, Charlotte J. Division of Labor Among Gay Fathers: Associations with Parent, Couple, and Child Adjustment. *Psychology of Sexual Orientation and Gender Diversity*, v. 2, n. 4, p. 365-375, 2015.

PATTERSON, Charlotte J.; SUTFIN, Erin L.; FULCHER, Megan. Division of Labor Among Lesbian and Heterosexual Parenting Couples: Correlates of Specialized Versus Shared Patterns. *Journal of Adult Development*, v. 11, n. 3, p. 179-189, jul. 2004.

43 As pesquisas sobre outros grupos da comunidade LGBTQIA+:

PFEFFER, Carla A. Women's Work? Women Partners of Transgender Men Doing Housework and Emotion Work. *Journal of Marriage and Family*, v. 72, n. 1, p. 165-183, jan. 2010.

43 A pesquisa também constatou que as horas de trabalho remunerado das mães:

LAUREAU, Annette; WEININGER, Elliot B. Time, Work, and Family Life: Reconceptualizing Gendered Time Patterns Through the Case of Children's Organized Activities. *Sociological Forum*, v. 23, n. 3, set. 2008.

SHULEVITZ, Judith. Mom: The Designated Worrier. *New York Times*, 8 maio 2015, p. SR1.

43 Os entrevistados em um estudo disseram:

MCCLEAN, Elizabeth J.; MARTIN, Sean R.; EMICH, Kyle J.; WOODRUFF, Todd. The Social Consequences of Voice: An Examination of Voice Type and Gender on Status and Subsequent Leader Emergence. *Academy of Management Journal*, v. 61, n. 5, out. 2018.

MURPHY, Heather. Picture a Leader. Is She a Woman? *New York Times*, 16 mar. 2018, p. A1.

44 Quando Anne-Marie Slaughter se tornou reitora:

SLAUGHTER, Anne-Marie. Why Women Still Can't Have It All. *The Atlantic*, jul. 2012. Disponível em: https://www.theatlantic.com/magazine/archive/2012/07/why-women-still-cant-have-it-all/309020/. Acesso em: 5 fev. 2025.

44 Não se pratica meditação:

LESSER, Elizabeth. *The Seeker's Guide: Making Your Life a Spiritual Adventure*. Nova York: Villard, 2000. p. 97.

45 Como o psicólogo Daniel Goleman e o neurocientista Richard Davidson:

GOLEMAN, Daniel; DAVIDSON, Richard J. *Altered Traits: Science Reveals How Meditation Changes Your Mind, Brain, and Body*. Nova York: Avery, 2017. p. 74.

47 O que eu lembro a mim mesma nesses dias:
GOODMAN, Trudy. Entrevista concedida à autora, 20 fev. 2018.

47 Essa pode ser a desculpa número um:
GOLEMAN, Daniel; DAVIDSON, Richard J. *Altered Traits: Science Reveals How Meditation Changes Your Mind, Brain, and Body*. Nova York: Avery, 2017. p. 276.

47 Professora de atenção plena Sharon Salzberg,:
ALZBERG, Sharon. Entrevista concedida à autora, 18 jan. 2018.

48 Como diz Jon Kabat-Zinn:
KABAT-ZINN, Jon. Creating Connections III. *Conferência Resiliência por Meio de Conexões*, Efteling, Holanda, 16 abr. 2015.

50 Há muitos tipos diferentes de práticas de meditação:
LUTZ, Antoine; SLAGTER, Heleen A.; DAVIDSON, Richard J. Attention Regulation and Monitoring in Meditation. *Trends in Cognitive Sciences*, v. 12, n. 4, p. 163-169, 2008.

51 A poetisa Diane Ackerman faz o que ela chama:
ACKERMAN, Diane. Entrevista concedida à autora, 23 jan. 2017.

51 Em um terceiro tipo de meditação de atenção plena, a meditação da compaixão:
VAGO, David R.; SILBERSWEIG, David A. Self-Awareness, Self-Regulation, and Self-Transcendence (S-ART): A Framework for Understanding the Neurobiological Mechanisms of Mindfulness. *Frontiers in Human Neuroscience*, v. 6, out. 2012, p. 296.

52 A meditação da bondade amorosa tem sido associada:
FREDRICKSON, Barbara L.; COHN, Michael A.; COFFEY, Kimberly A.; PEK, Jolynn; FINKEL, Sandra M. Open Hearts Build Lives: Positive Emotions, Induced Through Loving-Kindness Meditation, Build Consequential Personal Resources. *Journal of Personality and Social Psychology*, v. 95, n. 5, p. 1045-1062, ago. 2011.

HUTCHERSON, Cendri A.; SEPPALA, Emma; GROSS, James J. The Neural Correlates of Social Connection. *Cognitive, Affective, and Behavioral Neuroscience*, v. 15, n. 1, p. 1-14, jul. 2014.

52 A pesquisa também demonstrou que a meditação que incorpora os três tipos de meditação da atenção plena:
GOLEMAN, Daniel; DAVIDSON, Richard J. *Altered Traits: Science Reveals How Meditation Changes Your Mind, Brain, and Body*. Nova York: Avery, 2017.

52 Um aluno colocou isso da seguinte forma:
ANÔNIMO. Aula de ioga. *1440 Multiversity*, Scotts Valley, Califórnia, 11 dez. 2017.

53 Da mesma forma, a líder da atenção plena, Sharon Salzberg, nos lembra:
SALZBERG, Sharon. Entrevista concedida ao autor, 18 jan. 2018.

53 A ansiedade e o estresse às vezes são correlacionados:
GOLEMAN, Daniel; DAVIDSON, Richard J. *Altered Traits: Science Reveals How Meditation Changes Your Mind, Brain, and Body*. Nova York: Avery, 2017. p. 87-88.

54 Com o treinamento da atenção concentrada:
SIEGEL, Daniel J. *Aware: The Science and Practice of Presence*. Nova York: TarcherPerigee, 2018.

55 Um estudo recente realizado pelo psicólogo pesquisador Lawrence Barsalou:
BARSALOU, Lawrence. Pesquisa inédita apresentada no *Mind and Life Summer Institute*, Garrison Institute, Nova York, 9 jun. 2019.

56 Adotar comportamentos para reduzir o sofrimento:
RIESS, Helen; NEPORENT, Liz. *The Empathy Effect: Seven Neuroscience-Based Keys for Transforming the Way We Live, Love, Work, and Connect Across Differences*. Boulder, CO: Sounds True, 2018.

GILBERT, Paul. *The Compassionate Mind: A New Approach to Life's Challenges*. Oakland, CA: New Harbinger, 2010.

57 Duas cientistas, Elissa Epel e Elizabeth Blackburn, ganhadora do Prêmio Nobel:
BLACKBURN, Elizabeth; EPEL, Elissa. *The Telomere Effect: A Revolutionary Approach to Living Younger, Healthier, Longer.* Nova York: Grand Central, 2017. p. 76.

57 Elas também descobriram que, quanto mais estressadas as mães se sentiam:
BLACKBURN, Elizabeth; EPEL, Elissa. *The Telomere Effect: A Revolutionary Approach to Living Younger, Healthier, Longer.* Nova York: Grand Central, 2017. p. 76.

58 O estresse no trabalho não está relacionado a telômeros mais curtos:
EPEL, Elissa. Cultivating Stress Resilience: The Science of Renewal. Palestra, *1440 Multiversity*, Scotts Valley, Califórnia, 20 abr. 2018.

59 Outra maneira de avaliar a integração funcional e estrutural:
SIEGEL, Daniel J. *Aware: The Science and Practice of Presence.* Nova York: TarcherPerigee, 2018.

59 O vício envolve flutuações nos níveis de dopamina:
BREWER, Judson. *The Craving Mind: From Cigarettes to Smartphones to Love – Why We Get Hooked and How We Can Break Bad Habits.* New Haven, CT: Yale University Press, 2017.

62 A cientista pesquisadora Sará King estuda as experiências de jovens negros urbanos:
KING, Sará. Entrevista concedida à autora, 2 jun. 2019.

63 Razeea Lemaignen, de Londres, consultora de saúde e bem-estar:
LEMAIGNEN, Razeea. Entrevista concedida **à autora**, 11 nov. 2017.

65 Gretchen Rubin, escritora e autoproclamada "ditadora da felicidade":
RUBIN, Gretchen. *The Four Tendencies: The Indispensable Personality Profiles That Reveal How to Make Your Life Better (and Other People's Lives Better, Too).* Nova York: Harmony Books, 2017.

66 Blackburn pratica o que ela chama de *micromeditações*:
BLACKBURN, Elizabeth; EPEL, Elissa. *The Telomere Effect: A Revolutionary Approach to Living Younger, Healthier, Longer.* Nova York: Grand Central, 2017. p. 113.

68 Sharon Salzberg, líder em mindfulness, aconselha:
SALZBERG, Sharon. Entrevista concedida **à autora**, 18 jan. 2018.

68 Pesquisadores da Universidade de Wisconsin:
GOLEMAN, Daniel; DAVIDSON, Richard J. *Altered Traits: Science Reveals How Meditation Changes Your Mind, Brain, and Body.* Nova York: Avery, 2017. p. 76.

68 Dicas para iniciar e manter seu plano de prática de consciência consciente (MAPP)
BLACKBURN, Elizabeth; EPEL, Elissa. *O segredo está nos telômeros.* São Paulo: Planeta, p. 76.

74-75 Prática para acalmar o crítico interior:
(Trecho adaptado com permissão da autora)

SALZBERG, Sharon. *Real Happiness: The Power of Meditation.* Nova York: Workman, 2011. p. 163-164.

PARTE 2 – PRESENÇA E PROPÓSITO
77 Como Sanjiv Chopra e Gina Vild explicam:
CHOPRA, Sanjiv; VILD, Gina. *The Two Most Important Days: How to Find Your Purpose – and Live a Happier, Healthier Life.* Nova York: Thomas Dunne, 2017. p. 9-10.

78 Por outro lado, se o que valorizamos e para o que trabalhamos é uma causa:
HAGERTY, Barbara Bradley. *Life Reimagined: The Science, Art, and Opportunity of Midlife.* Nova York: Riverhead Books, 2017. p. 133.

78 O pesquisador sobre Propósito William Damon:
DAMON, William. *The Path to Purpose: How Young People Find Their Calling in Life.* Nova York: First Free Press, 2009. p. 31.

78 A felicidade é uma escolha:
CHOPRA, Sanjiv; VILD, Gina. *The Two Most Important Days: How to Find Your Purpose – and Live a Happier, Healthier Life*. Nova York: Thomas Dunne, 2017. p. 10.

78 Aqui está um exemplo de Propósito da conversa do cientista comportamental:
STRECHER, Victor J. *Life on Purpose: How Living for What Matters Most Changes Everything*. São Francisco: HarperOne, 2016. p. 11.

79 Vamos começar com a definição que é comumente usada:
MCKNIGHT, Patrick E.; KASHDAN, Todd B. Purpose in Life as a System That Creates and Sustains Health and Well-Being: An Integrative, Testable Theory. *Review of General Psychology*, v. 13, n. 3, p. 242-251, set. 2009.

79 Damon explica que nosso Propósito:
DAMON, William. *The Path to Purpose: How Young People Find Their Calling in Life*. Nova York: First Free Press, 2009. p. 44.

80 Como diz Damon, "Muitas vezes são as pessoas...":
DAMON, William. *The Path to Purpose: How Young People Find Their Calling in Life*. Nova York: First Free Press, 2009. p. 20.

80 A definição de propósito de Damon deixa clara:
DAMON, William. *The Path to Purpose: How Young People Find Their Calling in Life*. Nova York: First Free Press, 2009. p. 33.

81 Propósito refere-se a ter uma direção e é mais orientado a metas:
MARTELA, Frank; STEGER, Michael F. The Three Meanings of Meaning in Life: Distinguishing Coherence, Purpose, and Significance. *Journal of Positive Psychology*, v. 11, n. 5, p. 532, 2016.

HEINTZELMAN, Samantha; KING, Laura A. Life Is Pretty Meaningful. *American Psychologist*, v. 69, n. 6, p. 561-574, set. 2014.

81 Os pesquisadores Frank Martela e Michael Steger descrevem isso da seguinte forma:
MARTELA, Frank; STEGER, Michael F. The Three Meanings of Meaning in Life: Distinguishing Coherence, Purpose, and Significance. *Journal of Positive Psychology*, v. 11, n. 5, p. 534, 2016.

81 A Presença e o Propósito podem nos centralizar quando nossas expectativas não são atendidas:
DAHL, Cortland J.; DAVIDSON, Richard J. Mindfulness and the Contemplative Life: Pathways to Connection, Insight, and Purpose. *Current Opinion in Psychology*, v. 28, p. 60-64, ago. 2019.

82 Na literatura da psicologia sobre Propósito ou significado:
BRONK, Kendall Cotton; HILL, Patrick L.; LAPSLEY, Daniel K.; TALIB, Tasneem L.; FINCH, Holmes. Purpose, Hope, and Life Satisfaction in Three Age Groups. *Journal of Positive Psychology*, v. 4, n. 6, p. 500-510, 2009.

82 Não é de surpreender que estudos confirmem que *altos níveis*:
STEGER, Michael F.; FRAZIER, Patricia A.; KALER, Matthew; OISHI, Shigehiro. The Meaning in Life Questionnaire: Assessing the Presence of and Search for Meaning in Life. *Journal of Counseling Psychology*, v. 53, n. 1, p. 80-93, 2006.

STEGER, Michael F.; KASHDAN, Todd B.; SULLIVAN, Brandon A.; LORENTZ, Danielle. Understanding the Search for Meaning in Life: Personality, Cognitive Style, and the Dynamic Between Seeking and Experiencing Meaning. *Journal of Personality*, v. 76, n. 2, p. 199-228, maio 2008.

STEGER, Michael; MANN, Joshua R.; MICHELS, Phil; COOPER, Tyler C. Meaning in Life, Anxiety, Depression, and General Health Among Smoking Cessation Patients. *Journal of Psychosomatic Research*, v. 67, n. 4, p. 353-358, out. 2009.

83 Um estudo sobre "9-enders":
ALTER, Adam L.; HERSHFIELD, Hal E. People Search for Meaning When They Approach a New Decade in Chronological Age. *Proceedings of the National Academy of Sciences*, v. 111, n. 48, p. 17066-17070, dez. 2014.

84 Como disse Steve Jobs, "Você não pode ligar os pontos..":
JOBS, Steve. "You've Got to Find What You Love," Jobs Says. *Stanford News*, 12 jun. 2005. Disponível em: https://news.stanford.edu/2005/06/14/jobs-061505/. Acesso em: 5 fev. 2025.

86 Além disso, como a jornalista Barbara Hagerty destaca:
HAGERTY, Barbara Bradley. *Life Reimagined: The Science, Art, and Opportunity of Midlife*. Nova York: Riverhead Books, 2017. p. 7.

86 E, não importa a idade, com Propósito:
SCHAEFER, Stacey M.; BOYLAN, Jennifer Morozink; VAN REEKUM, Carien M.; LAPATE, Regina C.; NORRIS, Catherine J.; RYFF, Carol D.; DAVIDSON, Richard J. Purpose in Life Predicts Better Emotional Recovery from Negative Stimuli. *PLOS One*, v. 8, n. 11, nov. 2013, p. 1-9.

87 Um estudo do Sistema de Saúde da Universidade de Michigan:
DUTTON, Jane; DEBEBE, Gelaye; WRZESNIEWSKI, Amy. Being Valued and Devalued at Work: A Social Valuing Perspective. *Qualitative Organizational Research: Best Papers from the Davis Conference on Qualitative Research*, n. 3, 2012.

87 Quando perguntei a Rhonda Magee:
MAGEE, Rhonda. Entrevista concedida à autora, 8 jul. 2019.

88 Ao se dirigir a organizações nos Estados Unidos:
MAGEE, Rhonda. Entrevista concedida à autora, 8 jul. 2019.

89 Vou desfazer três dos mitos mais comuns:
MALIN, Heather. *Teaching for Purpose: Preparing Students for Lives of Meaning*. Cambridge, MA: Harvard Education Press, 2018. p. 30.

90 Os inovadores Bill Burnett e Dave Evans descobriram:
BURNETT, Bill; EVANS, Dave. *Designing Your Life: How to Build a Well-Lived, Joyful Life*. Nova York: Knopf, 2016. p. xxix.

90 Malin explica que, embora seja ótimo se nosso Propósito:
MALIN, Heather. *Teaching for Purpose: Preparing Students for Lives of Meaning*. Cambridge, MA: Harvard Education Press, 2018. p. 30.

90 No entanto, é da natureza do Propósito:
DAMON, William. *The Path to Purpose: How Young People Find Their Calling in Life*. Nova York: First Free Press, 2009. p. 34.

91 Malin coloca isso da seguinte forma:
MALIN, Heather. *Teaching for Purpose: Preparing Students for Lives of Meaning*. Cambridge, MA: Harvard Education Press, 2018. p. 31.

91 O World Values Survey, um projeto de pesquisa global:
INGLEHART, Ron et al. (eds.). World Values Survey: Round Six-Country-Pooled Datafile Version. 2014. Disponível em: http://www.worldvaluessurvey.org/WVSDocumentationWV6.jsp. Acesso em: 5 fev. 2025.

92 Foi assim que aconteceu com Peggy O'Kane:
O'KANE, Peggy. Entrevista concedida ao autor, 17 out. 2017.

92 Marie Tsuruda, uma nipo-americana de segunda geração, gentil, de fala mansa:
TSURUDA, Marie. Entrevista concedida ao autor, 2 jun. 2017.

93 A enfermeira de cuidados paliativos Bronnie Ware identificou os cinco principais arrependimentos:
WARE, Bronnie. *The Top Five Regrets of the Dying: A Life Transformed by the Dearly Departing*. Carlsbad, CA: Hay House, 2012.

94 Michelle Obama teve a seguinte opinião sobre Barack:
OBAMA, Michelle. *Becoming*. Nova York: Crown, 2018. p. 131-132.

94 Por volta dessa mesma época, Michelle percebeu o seguinte:
OBAMA, Michelle. *Becoming*. Nova York: Crown, 2018. p. 132.

95 Bronnie Ware resume o valor dos amigos da seguinte forma:
WARE, Bronnie. *The Top Five Regrets of the Dying: A Life Transformed by the Dearly Departing*. Carlsbad, CA: Hay House, 2012. p. 231.

95 A solidão é mais prejudicial ao:
BROWN, Brené. *Rising Strong: How the Ability to Reset Transforms the Way We Live, Love, Parent, and Lead*. Nova York: Random House, 2017.

95 De fato, *não ter fortes conexões sociais*:
HOLT-LUNSTAD, Julianne; SMITH, Timothy B.; LAYTON, J. Bradley. Social Relationships and Mortality Risk: A Meta-Analytic Review. *PLOS Medicine*, v. 7, n. 7, 2010, p. 14-15.

HOLT-LUNSTAD, Julianne; SMITH, Timothy B.; BAKER, Mark; HARRIS, Tyler; STEPHENSON, David. Loneliness and Social Isolation as Risk Factors for Mortality: A Meta-Analytic Review. *Perspectives on Psychological Science*, v. 10, n. 2, p. 227-237, 2015.

97 A professora de atenção plena Sharon Salzberg adverte:
SALZBERG, Sharon. Entrevista concedida à autora, 18 jan. 2018.

97 Como diz Joan Halifax, sacerdotisa zen, em *Standing at the Edge*:
HALIFAX, Joan. *Standing at the Edge: Finding Freedom Where Fear and Courage Meet*. Nova York: Flatiron Books, 2018. p. 195-196.

97 Quando se trata do sono, por exemplo, as pesquisas mostram:
HOUGAARD, Rasmus; CARTER, Jacqueline. Senior Executives Get More Sleep Than Everyone Else. *Harvard Business Review*, 28 fev. 2018. Disponível em: https://hbr.org/2018/02/senior-executives-get-more-sleep-than-everyone-else. Acesso em: 5 fev. 2025.

98 A professora do MIT Sherry Turkle passou a vida estudando:
TURKLE, Sherry. *Alone Together: Why We Expect More from Technology and Less from Each Other*. Nova York: Basic Books, 2012.

98 As pesquisas sustentam uma ligação entre as redes sociais:
CLARK, Jenna L.; ALGOE, Sara B.; GREEN, Melanie C. Social Network Sites and Well-Being: The Role of Social Connection. *Current Directions in Psychological Science*, v. 27, n. 1, p. 32-37, 2018.

99 As mulheres são mais propensas do que os homens a tornarem-se viciadas:
ANDREASSEN, Cecilie Schou; BILLIEUX, Joël; GRIFFITHS, Mark D.; KUSS, Daria J.; DEMETROVICS, Zsolt; MAZZONI, Elvis; PALLESEN, Ståle. The Relationship

Between Addictive Use of Social Media and Video Games and Symptoms of Psychiatric Disorders: A Large-Scale Cross-Sectional Study. *Psychology of Addictive Behaviors*, v. 30, n. 2, p. 252-262, 2016.

99 Nossos cérebros tornaram-se literalmente viciados:
VAN DEN EIJNDEN, Regina J. J. M.; LEMMENS, Jeroen S.; VALKENBURG, Patti M. The Social Media Disorder Scale. *Science Direct*, v. 61, ago. 2016, p. 478-487.

101 Em um estudo de pesquisa que ilustra:
BROSNAN, Sarah F.; DE WAAL, Frans B. M. Monkeys Reject Unequal Pay. *Nature*, v. 425, n. 6955, p. 297-299, 2003.

102 Não é de surpreender que os pesquisadores tenham encontrado uma ligação entre a depressão:
STEERS, Mai-Ly N.; WICKHAM, Robert E.; ACITELLI, Linda K. Seeing Everyone Else's Highlight Reels: How Facebook Usage Is Linked to Depressive Symptoms. *Journal of Social and Clinical Psychology*, v. 33, n. 8, p. 701-731, 2014.

103 Como diz Diane Ackerman:
ACKERMAN, Diane. Disponível em: http://www.dianeackerman.com/home. Acesso em: 5 fev. 2025.

103 Se não honrarmos a integração, poderemos experimentar o caos ou a rigidez:
SIEGEL, Daniel J. *Mind: A Journey to the Heart of Being Human*. Nova York: W. W. Norton, 2017.

104-105 Como o Dalai Lama nos lembra, "A gratidão nos ajuda a catalogar...":
DALAI LAMA; TUTU, Desmond; ABRAMS, Douglas. *The Book of Joy: Lasting Happiness in a Changing World*. Nova York: Avery, 2016. p. 249.

105 O pesquisador sobre Propósito William Damon expressa:
DAMON, William. *The Path to Purpose: How Young People Find Their Calling in Life*. Nova York: First Free Press, 2009. p. 141.

118 Estudos mostram que a gratidão está fortemente e consistentemente correlacionada:
In Praise of Gratitude. *Harvard Mental Health Letter*, nov. 2011. Disponível em: https://www.health.harvard.edu/newsletter_article/in-praise-of-gratitude. Acesso em: 5 fev. 2025.

105 Um estudo recente dividiu os participantes em três grupos:
EMMONS, Robert A.; MCCULLOUGH, Michael E. Counting Blessings Versus Burdens: An Experimental Investigation of Gratitude and Subjective Well-Being in Daily Life. *Journal of Personality and Social Psychology*, v. 84, n. 2, p. 377-389, 2016.

106 Em um estudo, um grupo de teste de pacientes de psicoterapia foi instruído:
WONG, Y. Joel; OWEN, Jesse; GABANA, Nicole T.; BROWN, Joshua W.; MCINNIS, Sydney; TOTH, Paul; GILMAN, Lynn. Does Gratitude Writing Improve the Mental Health of Psychotherapy Clients? Evidence from a Randomized Controlled Trial. *Psychotherapy Research*, v. 28, n. 2, p. 192-202, 2018.

109 Da mesma forma, estudos demostram que as mulheres podem relutar:
MOHR, Tara Sophia. Why Women Don't Apply for Jobs Unless They're 100% Qualified. *Harvard Business Review*, 25 ago. 2014. Disponível em: https://hbr.org/2014/08/why-women-dont-apply-for-jobs-unless-theyre-100-qualified. Acesso em: 5 fev 2025.

109 Espera-se que uma mulher de trinta a cinquenta anos nos Estados Unidos hoje:
SOCIAL SECURITY ADMINISTRATION. Retirement & Survivors Benefits: Life Expectancy Calculator. Disponível em: https://www.ssa.gov/OACT/population/longevity.html. Acesso em: 5 fev 2025.

109 Pesquisas sugerem que o voluntariado retarda o declínio cognitivo:
GALLEGOS, Demetria. Research Finds Volunteering Can Be Good for Your Health. *Wall Street Journal*, 22 abr. 2018.

110 Pesquisas sugerem que o voluntariado por motivos altruístas:
KONRATH, Sara; FUHREL-FORBIS, Andrea; LOU, Alina; BROWN, Stephanie. Motives for Volunteering Are Associated with Mortality Risk in Older Adults. *Health Psychology*, v. 31, n. 1, p. 87, 2012. Citado em: HAGERTY, Barbara Bradley. *Life Reimagined: The Science, Art, and Opportunity of Midlife*. Nova York: Riverhead Books, 2017. p. 300n40.

110 Pesquisas comprovam que as pessoas generativas são mais saudáveis:
MCADAMS, Dan P. Generativity in Midlife. In: LACHMAN, Margie E. (ed.). *Handbook of Midlife Development*. Nova York: Wiley, 2001. p. 295-443.

MCADAMS, Dan P.; GUO, Jen. Narrating the Generative Life. *Psychological Science*, v. 26, n. 4, p. 475-483, 2015.

112 Aqueles que conhecem o trabalho de Dan Siegel:
SIEGEL, Daniel J. *Aware: The Science and Practice of Presence*. Nova York: TarcherPerigee, 2018. p. 249.

113 Veja a seguir o Espaço de Respiração de Três Minutos:
TEASDALE, John; WILLIAMS, Mark; SEGAL, Zindel. *The Mindful Way Workbook: An 8-Week Program to Free Yourself from Depression and Emotional Distress*. Nova York: Guilford Press, 2014. p. 208.

PARTE 3 – PRESENÇA E PIVOTAMENTO
115 "Nunca decida com base no medo":
OBAMA, Michelle. *Becoming*. Nova York: Crown, 2018.

116-117 Indra Nooyi, ex-presidente e CEO da PepsiCo:
CRESWELL, Julie. Indra Nooyi, PepsiCo C.E.O. Who Pushed for Healthier Products, to Step Down. *The New York Times*, 6 ago. 2018. Disponível em: https://www.nytimes.com/2018/08/06/business/indra-nooyi-pepsi.html. Acesso em: 5 fev. 2025.

122 Rich Fernandez, CEO do Search Inside Yourself Leadership Institute:
FERNANDEZ, Rich; DELIZONNA, Laura. Thriving at Work with Mindfulness. Workshop na *Mindful Life Conference*, Arlington, Virgínia, 28 abr. 2016.

124 Sky Jarrett, que se autoproclama "perfeccionista em recuperação e superação":
JARRETT, Sky. Entrevista concedida ao autor, 4 jun. 2018.

125 Nosso cérebro negativo pode facilmente invocar:
HANSON, Rick. *Buddha's Brain: The Practical Neuroscience of Happiness, Love, and Wisdom*. Oakland, CA: New Harbinger, 2009.

125 A seguinte pergunta foi feita em uma sala:
SCHMIDT, Eric; ROSENBERG, Jonathan. *How Google Works*. Nova York: Grand Central, 2017.

CHIRA, Susan. Why Women Aren't CEOs, According to the Women Who Almost Were. *The New York Times*, 23 jul. 2017. Disponível em: https://www.nytimes.com/2017/07/21/sunday-review/women-ceos-glass-ceiling.html. Acesso em: 5 fev. 2025.

127 Observei a seguinte inscrição:
RASHEED, Kameelah Janan. Radin Artist-in-Residence 2019 da Biblioteca do Brooklyn. Disponível em: https://www.artforum.com/interviews/kameelah-janan-rasheed-talks-sobre-seu-trabalho-na-biblioteca-pública-do-Brooklyn-79129. Acesso em: 5 fev. 2025.

127 Com base no trabalho dos psicólogos Amos Tversky e Daniel Kahneman:
GOODE, Erica. A Conversation with Daniel Kahneman; On Profit, Loss and the Mysteries of the Mind. *The New York Times*, 5 nov. 2002. Disponível em: https://www.nytimes.com/2002/11/05/health/a-conversation-with-daniel-kahneman-on-profit-loss-and-the-mysteries-of-the-mind.html. Acesso em: 5 fev. 2025.

OM, Sabrina M.; FOX, Craig R.; TREPEL, Christopher; POLDRACK, Russell A. The Neural Basis of Loss Aversion in Decision-Making under Risk. *Science*, v. 315, n. 5811, p. 515-518, 2007.

141 Da mesma forma, Apple, Oracle, Intuit, Udemy, GoDaddy, Campbell Soup e muitas outras:
ZILLMAN, Claire. Apple Joins Growing Crop of Tech Firms Offering 'Returnships' to Moms Who Left the Workplace. *Fortune*, 28 nov. 2017.

141 Segundo as fundadoras da iRelaunch, Carol Fishman Cohen e Vivian Steir Rabin:
The Advocate for the 40-Year-Old Interns: iRelaunch CEO Carol Fishman Cohen. *The-M-Dash*, 21 abr. 2017. Disponível em: https://mmlafleur.com/mdash/carol-fishman-cohen-irelaunch. Acesso em: 5 fev. 2025.

142 Outros programas úteis para quem está retomando a carreira:
LEAN IN. Disponível em: https://leanincircles.org/chapter/return-to-work. Acesso em: 5 fev. 2025.

REBOOTACCEL. Disponível em: https://rebootaccel.com. Acesso em: 5 fev. 2025.

142 Em meados do século XVII, Jeanne Baret tornou-se a primeira mulher:
ROSS, Ailsa. The Insouciant Heiress Who Became the First Western Woman to Enter Palmyra. *Atlas Obscura*, 10 fev. 2016. Disponível em: https://www.atlasobscura.com/articles/the-insouciant-heiress-que-se-tornou-a-primeira-mulher-ocidental-a-entrar-em-palmyra. Acesso em: 5 fev. 2025.

142 Nellie Bly, uma jornalista americana do final do século XIX:
BROWN, Rosemary J. Top 10 Inspiring Female Adventurers. *The Guardian*, 8 mar. 2016.

143 De forma mais confiável do que qualquer outra coisa no mundo:
STEINEM, Gloria. *My Life on the Road*. Nova York: Random House, 2016. p. xxiii.

145 Salzberg descreve os benefícios das minimeditações:
SALZBERG, Sharon. *Real Happiness: The Power of Meditation*. Nova York: Workman, 2011. p. 56.

146 Prática de Visualização para Pivotar:
(Adaptado com permissão dos autores)

SIMON, Signe; HUMPHREY, Simone. Prática de visualização para pivotar. Adaptado com permissão LOVELINK.co.

PARTE 4 – PRESENÇA E *PACING* (RITMO)
147 Uma visão de longo alcance do tempo:
TIPPETT, Krista. *Becoming Wise: An Inquiry into the Mystery and Art of Living.* Nova York: Penguin Press, 2016. p. 12.

148 Se eu pudesse viver minha vida novamente:
STAIR, Nadine. *Se eu pudesse viver minha vida novamente.* Ensaio. Nadine Stair supostamente escreveu esse ensaio há décadas, quando tinha 85 anos e residia em Louisville, Kentucky. Atualmente não se sabe mais nada sobre a autora. O ensaio parece ter sido inspirado em uma obra de Don Herold (1889-1966), de 1953, intitulada *I'd Pick More Daisies*, que, por sua vez, pode ter sido inspirada em um ensaio de Jorge Luis Borges (1899-1986) intitulado "Moments". Um ensaio semelhante e mais recente, também intitulado "If I Had My Life to Live Over", foi escrito por Erma Louise Bombeck (1927-1996).

150 Minha turma da faculdade era composta por 50% de mulheres:
DEWOLF, Mark. 12 Stats About Working Women. *Blog do Departamento do Trabalho dos EUA*, 1º mar. 2017. Disponível em: https://blog.dol.gov/2017/03/01/12-stats-about-mulheres-trabalhadoras. Acesso em: 5 fev. 2025.

150 Como diz Amy Westervelt, jornalista e coapresentadora do podcast Range:
WESTERVELT, Amy. Having It All Kinda Sucks. *Huffington Post*, 15 fev. 2016. Disponível em: https://www.huffpost.com/entry/having-it-all-kinda-sucks_b_9237772. Acesso em: 5 fev. 2025.

150-151 Westervelt provavelmente está se referindo ao debate controverso:
SANDBERG, Sheryl. *Lean In: Women, Work, and the Will to Lead.* Nova York: Knopf, 2013.

151 Alguns anos mais tarde, após o trágico falecimento de seu marido:
SANDBERG, Sheryl; GRANT, Adam. *Option B: Facing Adversity, Building Resilience, and Finding Joy.* Nova York: Knopf, 2017. p. 71-72.

153 Slaughter, que frequentemente presencia reações de mulheres com sessenta anos ou mais que expressam desapontamento:
SLAUGHTER, Anne-Marie. Why Women Still Can't Have It All. *The Atlantic*, jul./ago. 2012. Disponível em: https://www.theatlantic.com/magazine/archive/2012/07/why-women-still-cant-have-it-all/309020/. Acesso em: 5 fev. 2025.

158 Estudos mostram, por exemplo, que 84% dos executivos:
KORN FERRY. Pesquisa internacional, 2014. Disponível em: https://www.kornferry.com/press/15179. Acesso em: 5 fev. 2025.

158 E acontece que abrir espaço em nossa vida cotidiana:
JABR, Ferris. Why Your Brain Needs More Downtime. *Scientific American*, 15 out. 2013. Disponível em: https://www.scientificamerican.com/article/mental-downtime/. Acesso em: 5 fev. 2025.

160 Thoreau disse: "Uma parte de nós acorda e dorme o resto do dia e da noite":
THOREAU, Henry David. *Walden*. Nova York: Signet Classics, 2012. Cap. 2.

163 Alex Soojung-Kim Pang, fundador da Restful Company:
PANG, Alex Soojung-Kim. *Rest: Why You Get More Done When You Work Less*. Nova York: Basic Books, 2018. p. 246-247.

163 Pang reconhece que o descanso é frequentemente confundido com ociosidade:
PANG, Alex Soojung-Kim. *Rest: Why You Get More Done When You Work Less*. Nova York: Basic Books, 2018. p. 247.

163 Aqui está uma história sobre descanso do escritor alemão Heinrich Böll:
O'CONNOR, Brian. Why Doing Nothing Is One of the Most Important Things You Can Do. *Time*, 15 jun. 2018. Disponível em: https://time.com/5300633/doing-nothing-work-vacation-time-history-leisure/. Acesso em: 5 fev. 2025.

164 A socióloga Christine Carter explica que não somos ensinados a dizer não:
CARTER, Christine. *The Sweet Spot: How to Find Your Groove at Home and Work*. Nova York: Ballantine Books, 2015. p. 83.

164 Mary Pipher contou que, a primeira vez que disse não:
PIPHER, Mary. Flourishing as We Age. Discurso principal em *Therapy in a Challenging World*, Simpósio da *Psychotherapy Networker*, Washington, D.C., 22 mar. 2019.

164 Alguns meses depois, quando perguntei a Sue como estava indo:
SIEGEL, Sue. Entrevista concedida ao autor, 18 ago. 2018.

165 A socióloga Christine Carter, autora de *The Sweet Spot* (*O ponto ideal*) e *Raising Happiness* (*Aumentando a felicidade*):
ARTER, Christine. *The Sweet Spot: How to Find Your Groove at Home and Work*. Nova York: Ballantine Books, 2015.

CARTER, Christine. *Raising Happiness: 10 Simple Steps for More Joyful Kids and Happier Parents*. Nova York: Ballantine Books, 2010.

167 Significa que o cérebro não é multitarefa:
GOLEMAN, Daniel; DAVIDSON, Richard J. *Altered Traits: Science Reveals How Meditation Changes Your Mind, Brain, and Body*. Nova York: Avery, 2017. p. 137.

168 O cientista da computação Cal Newport distingue o que ele chama de "trabalho profundo":
VEDANTAM, Shankar. Hidden Brain: Researchers Delve into Improving Concentration. *NPR*, 25 jan. 2018. Disponível em: https://www.npr.org/2018/01/25/580577161/hidden-brain-researchers-delve-para-melhorar-a-concentracao. Acesso em: 5 fev. 2025.

168 Newport recomenda programar um horário:
NEWPORT, Cal. *Deep Work: Rules for Focused Success in a Distracted World*. Nova York: Grand Central, 2016.

169 Estudos mostram, por exemplo, que, assim que uma pessoa verifica seu dispositivo:
CHOTPITAYASUNONDH, Varoth; DOUGLAS, Karen M. How 'Phubbing' Becomes the Norm: The Antecedents and Consequences of Snubbing via Smartphone. *Computers in Human Behavior*, v. 63, p. 9-18, out. 2016.

169 Gopi Kallayil, do Google, é uma das principais vozes:
KALLAYIL, Gopi; IYER, Pico. The Art of Stillness in the Digital Age. *Conferência Wisdom 2.0*, São Francisco, 27 fev. - 1º mar. 2015.

169 Um estudo sobre esses locais de trabalho constatou que o estabelecimento de limites mais saudáveis:
REID, Erin; RAMARAJAN, Lakshmi. Managing the High-Intensity Workplace. *Harvard Business Review*, jun. 2016. Disponível em: https://hbr.org/2016/06/managing-the-high-intensity-workplace. Acesso em: 5 fev. 2025.

169 Alguns países não têm deixado que as empresas definam suas próprias expectativas:
MORRIS, David Z. New French Law Bars Work Email After Hours. *Fortune*, 1º jan. 2017. Disponível em: https://fortune.com/2017/01/01/french-right--para-desconectar-a-lei/. Acesso em: 5 fev. 2025.

170 Muitas escolas dos Estados Unidos adotaram políticas para regulamentar o uso de celulares
SMITH, Tovia. A School's Way to Fight Phones in Class: Lock'Em Up. *NPR*, 11 jan. 2018. Disponível em: https://www.npr.org/2018/01/11/577101803/a-schools-way-to-fight-phones-in-class-lock-em-up. Acesso em: 5 fev. 2025.

170 A França aprovou recentemente uma lei que proíbe os alunos:
SCHECHNER, Sam. France Bans Phones for Children at School. *Wall Street Journal*, 14 ago. 2018, p. A1.

170 *Inner-net* é um termo cunhado por Kallayil:
KALLAYIL, Gopi. *The Internet to the Inner-Net: Five Ways to Reset Your Connection and Live a Conscious Life*. Carlsbad, CA: Hay House, 2016. p. xxii.

170 Kallayil diz: "A tecnologia mais importante que cada pessoa pode usar todos os dias...":
KALLAYIL, Gopi. Connect with Your 'Inner-Net': Living and Working with Purpose. 19 nov. 2015. Disponível em: https://knowledge.wharton.upenn.edu/article/connect-with-your-inner-net-living-e-trabalhando-com-proposito/. Acesso em: 5 fev. 2025.

171 Arianna Huffington abre espaço para a alegria:
HUFFINGTON, Arianna. Preventing Burnout and Recharging Your Batteries. *Bulletproof Blog*, 31 jan. 2017. Disponível em: https://blog.bulletproof.com/preventing-burnout-recharging-batteries-arianna-huffington-384/. Acesso em: 5 fev. 2025.

175 Já discutimos o viés da negatividade que todos nós compartilhamos:
HANSON, Rick. *Buddha's Brain: The Practical Neuroscience of Happiness, Love, and Wisdom*. Oakland, CA: New Harbinger, 2009.

175 No entanto, à medida que nos aproximamos dos sessenta anos ou mais:
CARSTENSEN, Laura L. *A Long Bright Future: Happiness, Health, and Financial Security in an Age of Increased Longevity*. Nova York: Broadway Books, 2009. p. 5.

175 De acordo com a psicóloga Laura Carstensen, *o ponto ideal para nossa felicidade*:
CARSTENSEN, Laura L.; TURAN, Bulent; SCHEIBE, Susanne; RAM, Nilam; HIRSHFIELD, Hal; SAMANEZ-LARKIN, Gregory R.; BROOKS, Kathryn P.; NESSELROADE, John R. Emotional Experience Improves with Age: Evidence Based on over Ten Years of Experience Sampling. *Psychology and Aging*, v. 26, n. 1, p. 21-33, 2011. Citado em: HAGERTY, Barbara Bradley. *Life Reimagined: The Science, Art, and Opportunity of Midlife*. Nova York: Riverhead Books, 2017. p. 139n24.

176 Carstensen diz: "Quando as pessoas enfrentam finais, elas tendem a mudar...":
NETBURN, Deborah. The Aging Paradox: The Older We Get, the Happier We Are. *Los Angeles Times*, 24 ago. 2016. Disponível em: https://www.latimes.com/science/sciencenow/la-sci-sn-older-people-happier-20160824-snap-story.html. Acesso em: 5 fev. 2025.

176 Pesquisas realizadas ao longo de toda a vida mostram que a meia-idade e o período posterior:
AGERTY, Barbara Bradley. *Life Reimagined: The Science, Art, and Opportunity of Midlife*. Nova York: Riverhead Books, 2017. p. 5.

176 Como diz Barbara Hagerty, "passei a acreditar que os quarenta, cinquenta e sessenta anos são a fase...":
HAGERTY, Barbara Bradley. *Life Reimagined: The Science, Art, and Opportunity of Midlife.* Nova York: Riverhead Books, 2017. p. 4-5.

176 Hagerty também ressalta que, historicamente:
HAGERTY, Barbara Bradley. *Life Reimagined: The Science, Art, and Opportunity of Midlife.* Nova York: Riverhead Books, 2017. p. 22.

176 Como Hagerty explica, "[temos] mais probabilidade de perder":
HAGERTY, Barbara Bradley. *Life Reimagined: The Science, Art, and Opportunity of Midlife.* Nova York: Riverhead Books, 2017. p. 5.

202 Como diz o neurocientista Richard Davidson:
HAGERTY, Barbara Bradley. Entrevista com Richard Davidson. *Life Reimagined: The Science, Art, and Opportunity of Midlife.* Nova York: Riverhead Books, 2017. p. 235.

177 A psicóloga do desenvolvimento Bernice Neugarten faz uma distinção:
NEUGARTEN, Bernice L. Age Groups in American Society and the Rise of the Young-Old. *Annals of the American Academy of Political and Social Science*, v. 415, n. 1, p. 187-198, 1974.

NEUGARTEN, Bernice L. et al. *Personality in Middle and Late Life: Empirical Studies.* Nova York: Atherton Press, 1964.

177 Mary Pipher, em *Women Rowing North*:
PIPHER, Mary. *Women Rowing North.* Nova York: Bloomsbury, 2019. p. 1, 3.

179 A primeira prática chama-se Tempo para a Gentileza:
NEFF, Kristin. *Self-Compassion: The Proven Power of Being Kind to Yourself.* Nova York: HarperCollins, 2011.

180 Em suas décadas de trabalho com dezenas de milhares de clientes e alunos:
BRACH, Tara. The RAIN of Self-Compassion. Disponível em: https://www.tarabrach.com/selfcompassion1/. Acesso em: 5 fev. 2025.

BRACH, Tara. *Radical Compassion: Learning to Love Yourself and Your World with the Practice of RAIN*. Nova York: Penguin Press, 2019.

181 Isso nos leva ao "N" do RAIN, nurture, que em algumas versões significa:

BRACH, Tara. The RAIN of Self-Compassion. Disponível em: https://www.tarabrach.com/selfcompassion1/. Acesso em: 5 fev. 2025.

BRACH, Tara. *Radical Compassion: Learning to Love Yourself and Your World with the Practice of RAIN*. Nova York: Penguin Press, 2019.

A autora agradece a permissão para citar os seguintes trechos das obras abaixo:

BARKS, Coleman (trad.). The Guest House. In: *The Essential Rumi, New Expanded Edition*. São Francisco: HarperOne, 2004.

WALCOTT, Derek. Love After Love. In: *The Poetry of Derek Walcott, 1948-2013*. Seleção de Glyn Maxwell. Direitos autorais © 2014 por Derek Walcott. Reproduzido com permissão da Farrar, Straus and Giroux.

SALZBERG, Sharon. Inner Critic Practice e Mini-Meditations. In: *Real Happiness: The Power of Meditation*. Nova York: Workman Publishing Co., 2011. Direitos autorais © 2011 por Sharon Salzberg. Usado com permissão da Workman Publishing Co., Inc. Todos os direitos reservados.

O'DONOHUE, John. Fluent. In: *Conamara Blues: Poems*. Direitos autorais © 2001 por John O'Donohue. Reimpresso com permissão da Harper Collins Publishers.

NYE, Naomi Shihab. To Manage. In: *Voices in the Air*. Direitos autorais © 2018 por Naomi Shihab Nye. Usado com permissão da HarperCollins Publishers.

TEASDALE, John; WILLIAMS, Mark; SEGAL, Zindel. Seven Key Features of Presence e The 3-Minute Breathing Space. In: *The Mindful Way Workbook: An 8-Week Program*. Nova York: Guilford Press, 2014. Adaptado com permissão da Guilford Press.

O'DONOHUE, John; SIEGEL, Daniel J. Citação de John O'Donohue do *Awakening the Mind Workshop* ministrado por John O'Donohue e Daniel J. Siegel, Berkshires, Massachusetts, 2006.

Sobre a autora

CAROLINE WELCH É DIRETORA EXECUTIVA E COFUNDADORA, juntamente com o Dr. Daniel Siegel, do Mindsight Institute em Santa Monica, Califórnia. Formada pela Faculdade de Direito da Universidade de Wisconsin e com mestrado pela Universidade do Sul da Califórnia, ela iniciou sua carreira na área jurídica como advogada corporativa. Caroline atuou como mediadora nomeada pelo tribunal do condado de Los Angeles, bem como advogada interna da MGM Studios e do Spelling Entertainment Group. Ela começou sua prática de mindfulness há quarenta anos, quando trabalhou no Japão como professora de inglês por três anos. Caroline oferece palestras e workshops para melhorar o bem-estar em nossas vidas pessoais e profissionais. Ela e seu marido moram em Santa Monica com seu cachorro, Charlie, e é mãe de dois filhos adultos.

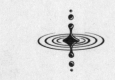